歯科衛生士臨床のための

Quint Study Club

知っておきたい知識編 ❷

マンガで学べる
パワーアップ!
デンタル・コミュニケーション

コミュニケーション下手から脱出できるテクニックとノウハウ

著 者　水木　さとみ
マンガ　勝西　則行

クインテッセンス出版株式会社　2008

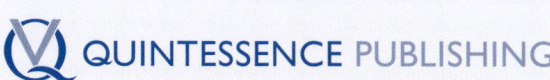

Berlin | Chicago | Tokyo
Barcelona | London | Milan | Paris | Prague | Seoul | Warsaw
Beijing | Istanbul | Sao Paulo | Sydney | Zagreb

はじめに

この度、『心理セラピストが贈る魔法のコミュニケーション』(歯科医院経営実践マニュアル16　クインテッセンス出版)に続いて、本書『マンガで学べる　パワーアップ！デンタル・コミュニケーション』を出版することとなりました。本書はイラストを交えながら、具体的に、そして、わかりやすくということに焦点を当てています。

著者が実施してきました歯科コミュニケーションセミナーを通して、皆様からいただきました貴重なご質問に基づいたロールプレイングの事例がほとんどですので、読んでいて「私も経験したこんなこと、こんなとき……」と、身近な出来事として感じていただけるかと思います。

本書では、ふたつの「想い」をもって執筆いたしました。

ひとつは、対人関係におけるストレスマネジメントです。ご周知のとおりストレス社会となった今、どの調査においても仕事をしていくうえでのストレス要因の上位は「対人関係」です。仕事をしていくうえで良好な対人関係は、快適な空気感をつくりだし、流れをスムーズにし、仕事の質を上げていきます。チーム医療が求められるなか、本書は患者さんに限らず、あらゆる対人関係に活用していただければ幸いです。

もうひとつは、人間力を養うということです。医療現場では、つらい症状をもつ患者さんが信頼する主治医の前に座るだけで、その症状が緩和していくということを目にします。これは、治療者の人格が与える影響が、患者さんの苦痛を和らげていることを意味しています。

人と人とのコミュニケーションは、言語的なものばかりではなく、むしろ、その人の内面から響くものが伝わっていくものです。患者さんにもっとも身近な存在の歯科衛生士の皆さんに、臨床を通してそんな人間力を養っていただきたい！マニュアルやテクニックを超えた心のコミュニケーションを実践していただきたい！そんな想いをお伝えしたく、執筆しました。

本書でそのすべてを表すことはできませんでしたが、ぜひ、今後も皆さんとともに実現していきたい……そう心から願っています。

まんがで学ぶコミュニケーションの世界へようこそ！それでは、皆さんと一緒に楽しくコミュニケーションを学んでいくことにしましょう！

水木さとみ

official web site
http://www.mizuki-satomi.jp/

もくじ

第一部　ここからスタートしよう　コミュニケーションの7つの目標　9

目標　その一　患者さんが心理的に安心するユニットでの距離と位置をつかもう！　10

スキルアップ①　心理的距離を知ろう！　10
スキルアップ②　ユニットでの効果的な位置を探ろう！　12

目標　その二　非言語的コミュニケーションを通してラポールの形成を獲得しよう！　14

スキルアップ③　ラポールの形成への効果的な姿勢を心がけよう！　14

目標　その三　患者さんの観察と患者さんへの傾聴姿勢を身につけよう！　16

スキルアップ④　聴く姿勢を学ぼう！　16

もくじ

目標 その四
患者さんとの共感力を身につけよう！

スキルアップ⑤ 共感姿勢を学ぼう！ 17

目標 その五
患者さんに応じたカウンセリングテクニックを活用したコミュニケーションに挑戦しよう！

スキルアップ⑥ カウンセリングテクニックを活用しよう！ 19

開かれた質問法（open-ended question）と明確化（clarification）19 ／ 反映（reflection）20 ／ 正当化（legitimization）20 ／ 促進（facilitation）20 ／ その他 20 ／ 沈黙（silence）20

目標 その六
コミュニケーションの脱線を招かないための対応を身につけよう！

スキルアップ⑦ 時間枠の提示とフォーカシングスキルを高めよう！ 21

時間枠の提示 21 ／ フォーカシングスキル 22

目標 その七
状況に応じた判断と問題解決能力を養おう

スキルアップ⑧ 患者さんの心理を考慮したハプニングへの対応！ 23

もくじ

第二部 マンガでシミュレーション よくある患者さんとのコミュニケーション10例　25

コミュニケーション・シミュレーション① 初診時の患者さん。患者さんの想いは本当に理解できていますか？　26

コミュニケーション・シミュレーション② 多弁な患者さん！ コミュニケーションの脱線を招いていませんか？　31

コミュニケーション・シミュレーション③ TBI、説明の途中だというのに、勝手に歯ブラシをし始めてしまう患者さん！　35

コミュニケーション・シミュレーション④ 心を開いてくれない患者さん！ 信頼関係を構築するには？　40

もくじ

コミュニケーション・シミュレーション⑤
質問を繰り返す患者さん！ 私、信頼されていないのかしら？ 47

コミュニケーション・シミュレーション⑥
こちらの指示に従ってくれる患者さん！ でも、本当に大丈夫？ 52

コミュニケーション・シミュレーション⑦
状況に応じたコミュニケーションの流れを作ろう！ 59

コミュニケーション・シミュレーション⑧
口腔内違和感を訴えるナーバスな患者さん、どうしたら安心してもらえるの？ 65

コミュニケーション・シミュレーション⑨
起こりえるリスクを想定したコミュニケーション 71

コミュニケーション・シミュレーション⑩
ハプニング！ 患者さんからのクレームへの対応 80

1 ここからスタートしよう コミュニケーションの7つの目標

皆さんは歯科衛生士になるために、多くの専門的知識を学び、多くの専門技術を身につけられてきたと思います。そんな皆さんのもっている能力を最大限に患者さんに発揮していくための手段として、コミュニケーションがあります。患者さんとの響き合うコミュニケーションは、信頼関係を深め、患者さんの心を動かします。
歯科衛生士というプロフェッショナルの立場から、患者さんをよりよい方向性に導いていくために、第1部では7つの達成目標を設定し、コミュニケーションについて学んでいきたいと思います。

目標 その一
患者さんが心理的に安心する
ユニットでの距離と位置をつかもう！

信頼関係を築き上げていくためには、患者さんにとって心地よく話せる空間が大切です。

その環境づくりのひとつとして、心理的な効果が期待できる距離と位置があります。距離と位置は、患者さんの心理に無自覚にはたらきかけます。適切な距離と位置を確保することで、患者さんを話しやすい環境へと導くことができます。

歯科医院でのコミュニケーションは、デンタルユニットという限られたスペースの中での患者さんとのコミュニケーションになります。では、その限られたスペースの中で、どのように効果的な環境を作ればいいのでしょうか？

ここでは、心理学的にみた距離と位置をもとに、デンタルユニットで患者さんとお話をしていくにあたって、それを応用し、効果的な方法を身につけていけるよう、解説していくことにしましょう。

スキルアップ①
心理的距離を知ろう！

図1は、人との心理的な距離を示しています。

密接距離は、親密な関係の距離です。たとえば恋人同士だったり、夫婦だったり、親友同士だったり……。このような関係ならば、心理的に違和感がない距離です。

個体距離は、面接時の距離です。イスに座ってテーブルで話すとき、たとえ初対面でも違和感はありません。

社会的距離は、会議に適した距離です。

お互いに接近せず違和感なしに話せます。

公衆距離は、まったく見知らぬもの同士の距離。道の向こうに見知らぬ人物がいても、この距離では違和感がありません。

さて、ここで気づくのがユニットでの患者さんと歯科衛生士との距離です。たとえ初対面であっても、いきなり密接な距離であるということがわかります。こちら（歯科衛生士側）は慣れているので、さほど気になりませんが、患者さんからみると、「緊張が高まっている状態から始まる」ということを理解しましょう。さらに患者さんによっては、その空間をとても敏感に感じとる人も少なくありません。

このことを考慮すると、ユニットでの位置関係がとても重要になります。つまり、突然密接距離となった状態を、いかに位置関係で補っていくかがテーマになります。

図1　心理的距離を知っていますか？

個体距離　45〜120cm（面接時など）	密接距離　0〜45cm（恋人、夫婦、親友など）
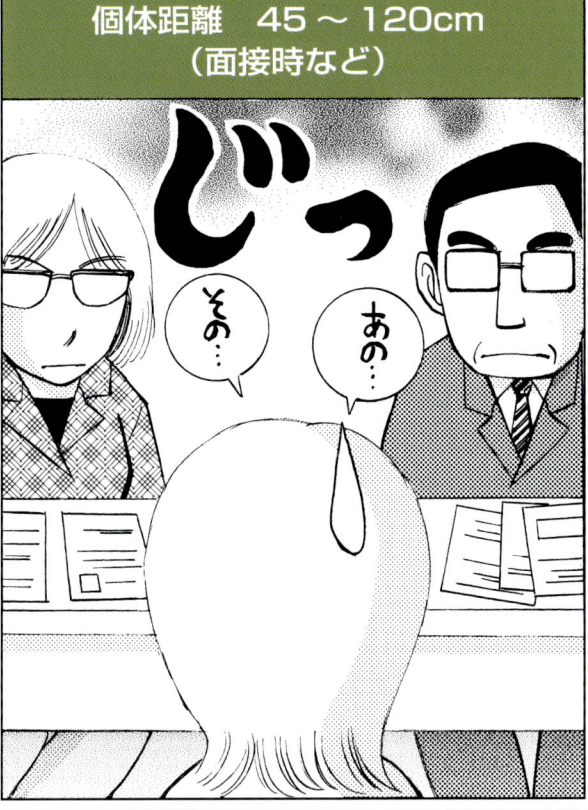	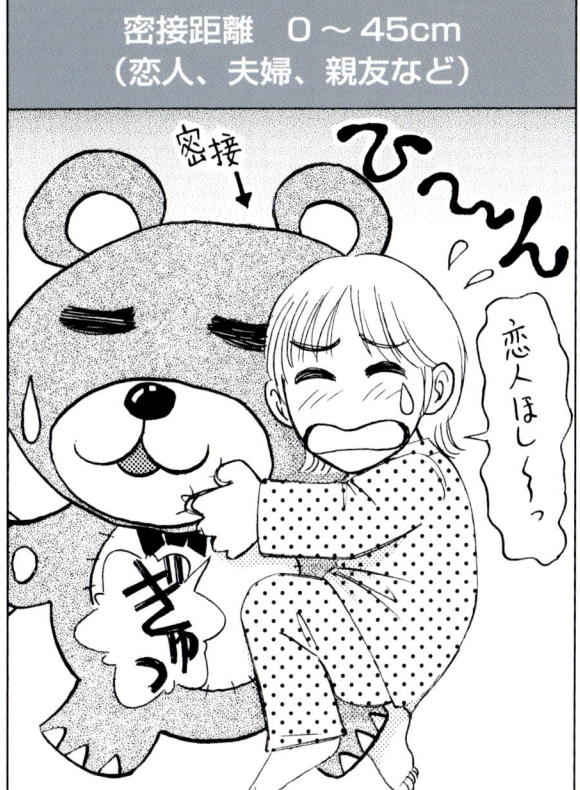
公衆距離　360cm以上（見知らぬ同士）	社会的距離　120〜360cm（面接時など）
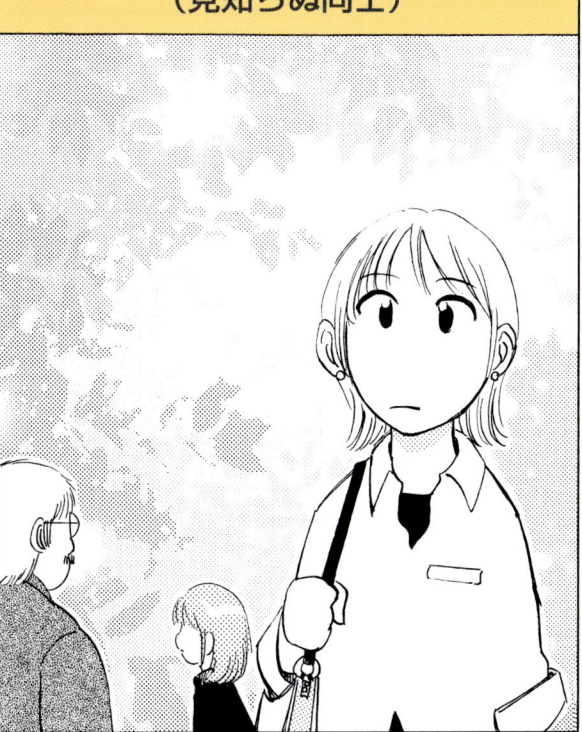	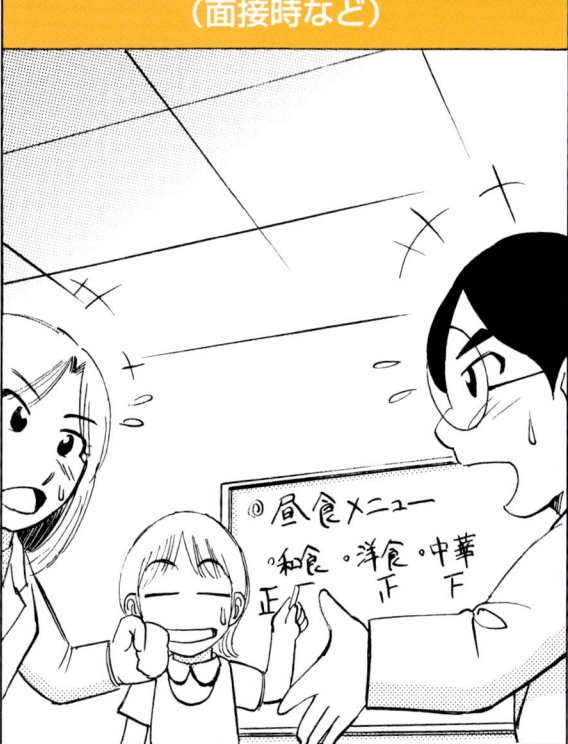

スキルアップ②
ユニットでの効果的な位置を探ろう！

図2は、ユニットでの位置関係を示します。

Ⓐの位置は、患者さんの後ろから話をしています。これでは歯科衛生士の表情が見えないので、患者さんの気持ちは落ち着かず、とても話す気になりません。

Ⓑの位置は、いわゆる「90度の位置」とされています。面接では理想的な位置とされていますが、臨床の場では、「視線を合わせるのが苦手」という患者さんも少なくありません。通常のテーブルでの面接と違って、お互いの距離が近いために、視線が合うことで緊張が高まる患者さんもいらっしゃいます。まずは、患者さんをよく観察して、そのような印象を受けたら（始終、視線をそらそうとするなどの動き）、すみやかにⒸの位置に移りましょう。必要以上に視線が合うこともなく、その患者さんにとっては気分が落ち着く位置関係となります。さらにこの位置は、患者さんに寄り添うといった雰囲気作りができるため、視線を合わせることが苦手な患者さんにとっては、もっとも心地のよい位置関係でもあります。

逆に、患者さんが目線を合わせたがる場合があります（患者さんの顔が常にこちらを向いている状態）。そのような患者さんには、Ⓓの位置が効果的です。視線をしっかり合わせて話す患者さんにとっては、常に相手と向き合いしっかり見える状態が心地よく感じられる位置関係です。

コミュニケーションをする際には、まずそれぞれの患者さんの表情や視線から読みとれる情報など、あらゆる角度から洞察を深め、その患者さんにとってもっとも安心する位置を確保することにしましょう。そうすることで、無自覚的に患者さんが話しやすくなる環境となり、コミュニケーションが円滑に進み、やがて信頼関係も深まっていきます。

ユニットでは、このように術者が自由に動けるといった利点がありますので、患者さんに合わせた効果的な位置を確保していくことが可能です。こうした利点を多いに活用して、患者さんに合わせた位置関係を試みて下さい。きっと、会話の流れが変わっていくでしょう。

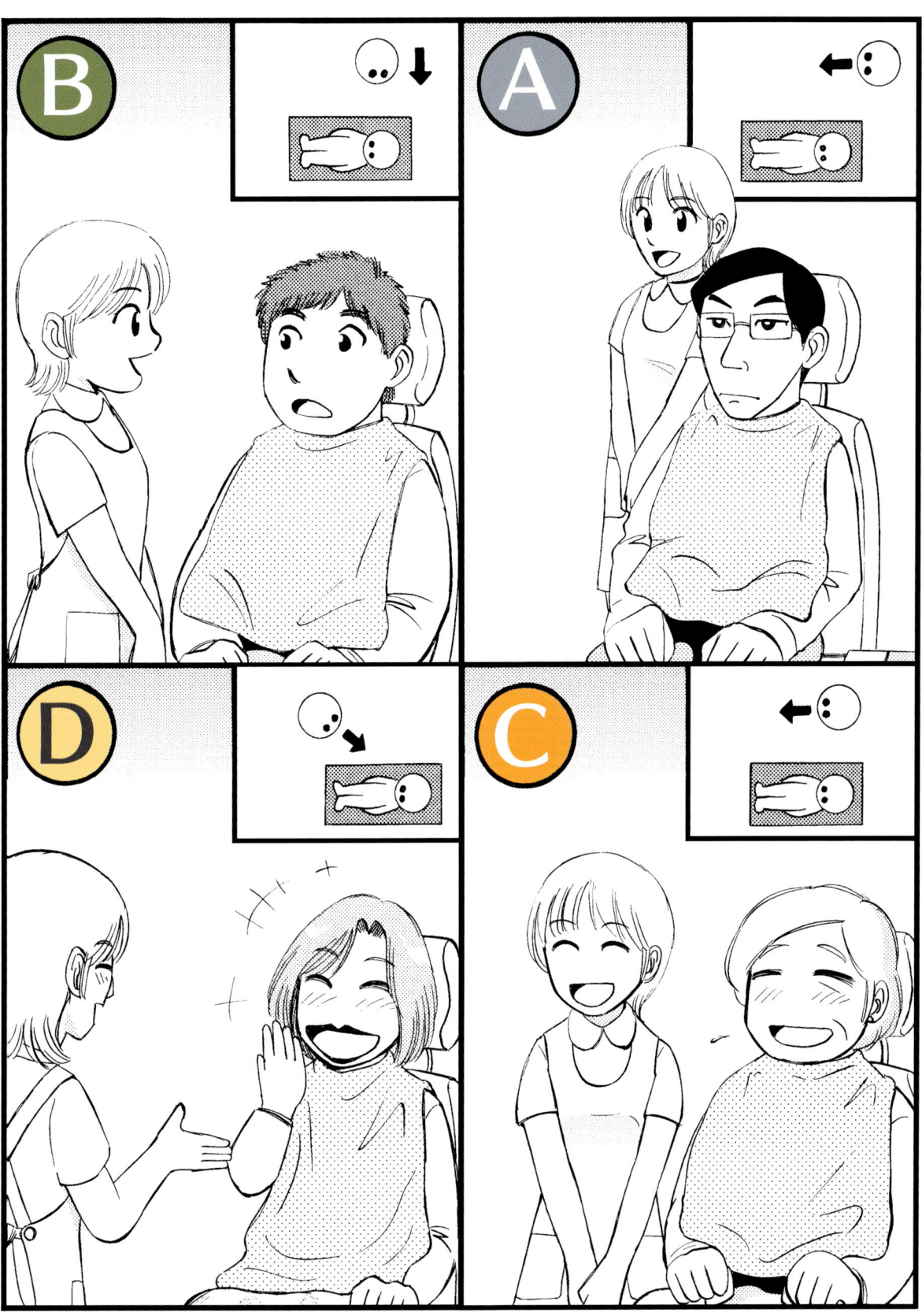

図2 ユニットを中心とした、患者さんとのコミュニケーションに効果的な位置関係。

第1部　コミュニケーションの7つの目標

目標 その二
非言語的コミュニケーションを通して
ラポールの形成を獲得しよう!

非言語的コミュニケーションとは、言葉以外のコミュニケーションという意味をもちます。

つまり、表情や姿勢、態度から伝わるメッセージのことです。たとえば、待合室で長く待たされている患者さんのいらだったようす、その患者さんは何も言葉では発しないものの、その患者さんの表情や仕草からいらだちがこちらに伝わってくることがあります。実は、このような非言語的メッセージは、人と人との関係性において、相手の印象を決める情報として伝わっていくことが明らかになっています。患者さんと接するにあたって、表面上の言葉だけでは、こちらの想いは伝わっていきません。非言語的メッセージは、信頼関係を構築していく上で、非常に重要なエッセンスになるというのが筆者の見解です。

信頼関係の構築とは、専門用語で言うとラポールの形成と言います。ラポールとは「心の架け橋」それは人と人との関係のなかでとても温かく安心する状態を感じることができ、互いに快適な空間を作り出していきます。皆さんも経験があるかと思います。親友との心深まった熱い語らいをしたことを。相手の話す内容が手にとるように感じられる、こちらの話すことも相手に十分伝わっているという感覚……まさに響き合う心のキャッチボールです。ラポールとは、この状態を言います。患者さんとの信頼関係を深めていくためには、コミュニケーションスキルを身につけていく前に、非言語的コミュニケーションを通して伝え合う心、響き合う心を養うことがもっとも重要なテーマとなります。

スキルアップ③
ラポールの形成への
効果的な姿勢を心がけよう!

心理学者アルバート・マレービアンAlbert Mehrabianは、人から受ける印象の比重を図3のように明らかにしました。人から受ける印象の中で、言葉はわずか7％にしか過ぎません。相手をどのように感じるかということは、言葉よりも、むしろ言葉以外からの情報（非言語的メッセージ）から印象づくということです。これは、どんな立派な説明や正しいことを発言したとしても、そこにその人の想いや気持ちがなく、ただ表面的な言葉であったとしたら、その言葉はわずか7％くらいしか印象に残らないということです。

図3 非言語的コミュニケーションから受ける印象

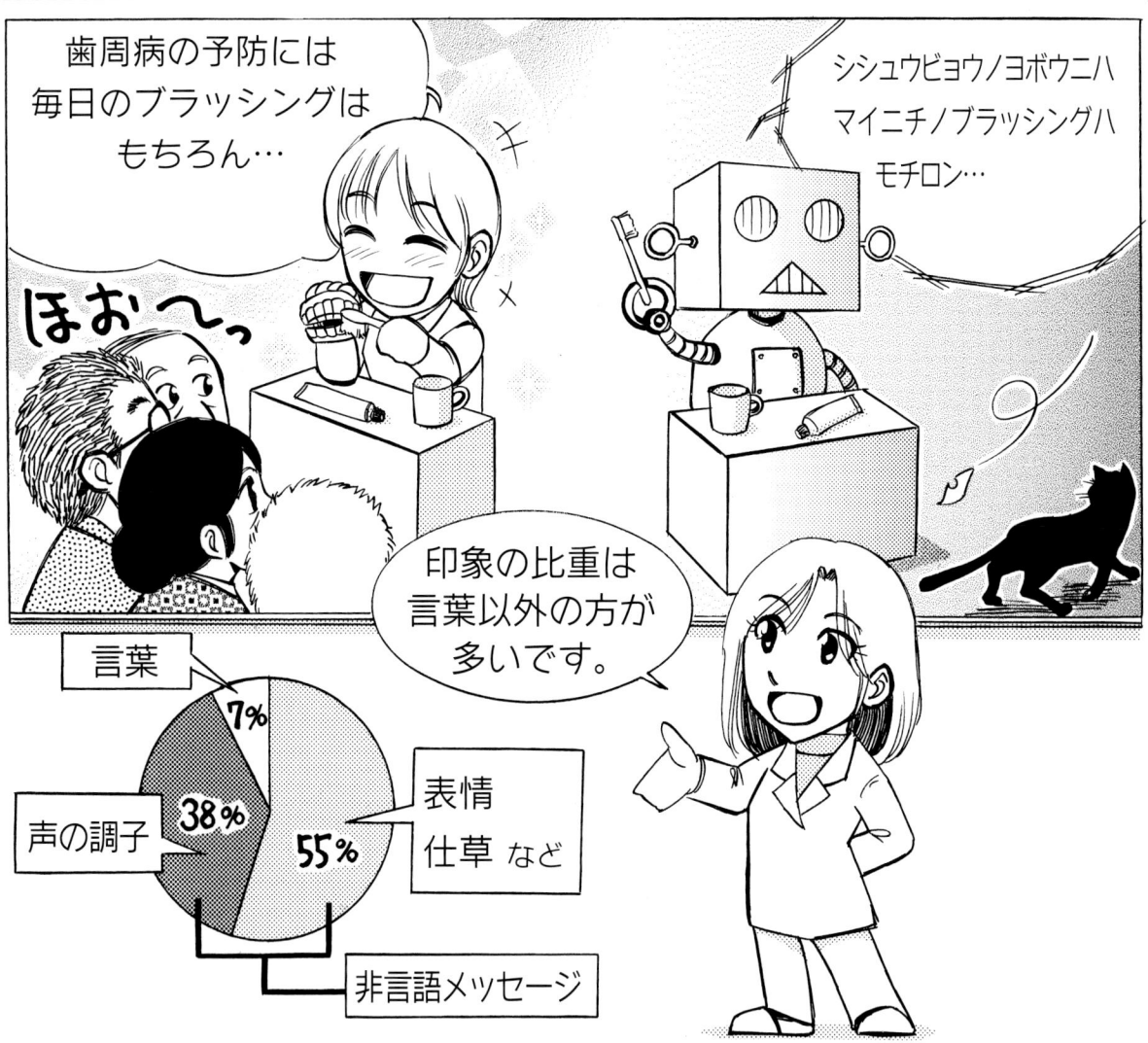

 これは患者さんに対しても同様です。患者さんを理解しようとする姿勢や想いが存在しなければ、いくらよい言葉を投げかけても、いくら正しい説明をしたとしても、患者さんには伝わっていかないということなのです。
 ちなみに声の調子は自律神経系と関与しているため、発言者の状態・気持ちが声に反映していきます。緊張すると声が震えたり、いらだっている感情が自然と声のトーンに影響し、相手にも伝わっていく、といったことは、このことから説明できます。患者さんと接するにあたって、うまく話そうとすればするほど、その緊張は患者さんに伝わり、こちらの想いが患者さんには十分に伝わっていかないことも生じます。
 大切な姿勢は、患者さんに向ける温かい心、誠実な心をもって患者さんと接していくことです。その姿勢は、非言語的メッセージとなって必ず患者さんに伝わり信頼関係を築き上げていきます。また後に述べる患者さんへの共感スキルは、この姿勢がなくては成り立つことはありません。

第1部 コミュニケーションの7つの目標

目標 その三
患者さんの観察と患者さんへの傾聴姿勢を身につけよう！

患者さんはさまざまな思いをもって来院します。ある患者さんはゆっくり進んで欲しいと願い、ある患者さんは説明を十分にして欲しいと願い、またある患者さんは治療に対する不安を理解して欲しいと願い、そしてある患者さんは自分の意見を聞いて欲しいと願います。このように患者さんは、その患者さん独自の思いを抱き、そこに心理的ニーズ（こうして欲しい・このように扱われたい、などの想い）が存在します。こうした患者さんの心理的ニーズが満たされることで患者満足度が高まります。

患者さんのニーズを探るには、患者さんからの情報収集が必要です。こちらがいかに話すかという前に、「患者さんにいかに話していただけるか」ということが重要なテーマとなります。つまり、患者さんの話を聴く姿勢が問われていきます。

スキルアップ④
聴く姿勢を学ぼう！

心理療法家カール・ロジャース Carl Ransom Rogers は、傾聴姿勢（アクティブ・リスニング）の重要性を提唱しました。

人は、感情をもつ生身の生き物です。患者さんの話を聞いている中で、さまざまな気持ち（いらだちであったり、不安であったり）が生じてしまうことは無理ありません。ロジャーズは、まず「自ら生じたその感情に気づきなさい」と言っています。そして、生じた感情を横に置いて、再びニュートラルな姿勢（中立的な姿勢）で患者さんの話を聴くことが重要だ」としています（図4）。

図4　中立的な立場で聴くトレーニングを積もう！

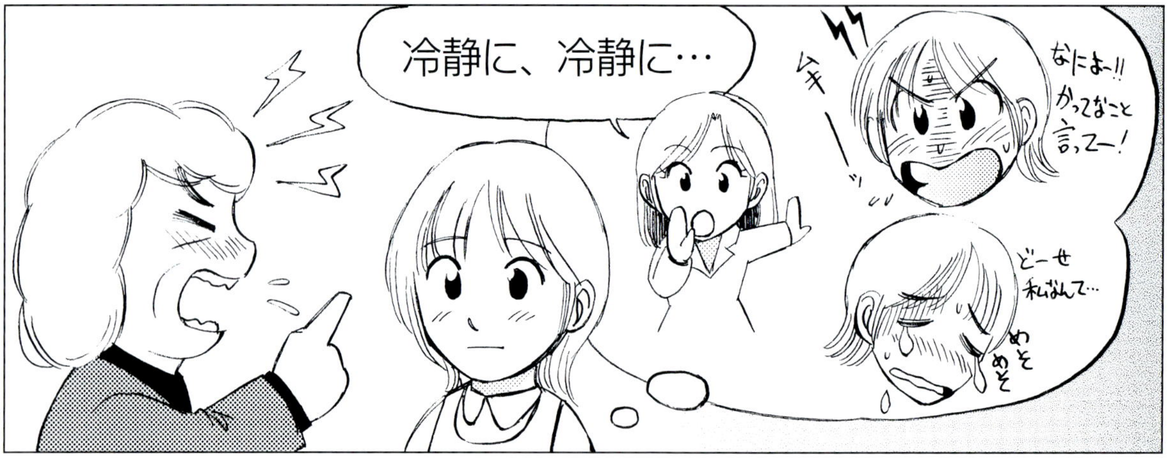

16

目標 その四
患者さんとの共感力を身につけよう！

スキルアップ⑤ 共感姿勢を学ぼう！

患者さんへの共感で大切なことは、「患者さんの世界」を共有することです。

さて、共感と似たものに同情というものもあります。同情と共感は、まったく異なるものです。ここでは共感を理解していただくために、誰もが経験したことがある例を交えて解説していきましょう。

目の前の友人が机の角に思い切り足をぶつけてうずくまりました。その瞬間を見たあなたは、痛い感覚を頭の中で感じ、友人と同じように痛いという表情をして「痛そう」という言葉を発するでしょう。痛いのはあなたではなく、友人なのに……。

さて、これは共感でしょうか？ よく考えると、あなたの経験した痛みは友人の実際の痛みとは違うものです。これは、友人の痛みを通して、あなたが過去に同じような経験（どこかに足をぶつけた痛み）に基準を置いて、その痛みの感覚を再現している状態です。つまり共感していない状態です。

共感とは、相手の世界を感じること

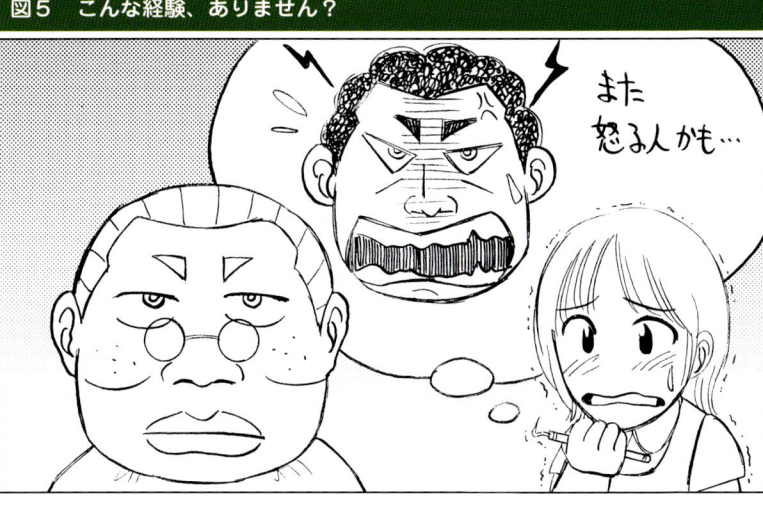

図5 こんな経験、ありません？

歯科衛生士歴が長くなると、臨床経験も豊富になる反面、目の前にいる患者さんについての判断基準が、自分の過去の体験に基づいてしまうことが多々あります。

「きっとこの患者さんも、あの時の患者さんと同じことを考えているだろう」「きっとこの患者さんは、あの時の患者さんのような期待をもっているだろう」

このように、過去における体験に基づいて、いま目の前にいる患者さんを勝手に理解してしまうことが少なくありません（図5）。この姿勢は、正しいコミュニケーション姿勢とはいえません。

患者さんを深く理解していくためには、過去の体験とは切り離し、目の前にいる患者さんが何を考え、どのように感じ、どうしたいのかといった、患者さん独自の世界を理解し共有していかなくてはなりません。これを共感姿勢といいます。

第1部　コミュニケーションの7つの目標

図6　共感と同情は違うことに注意。

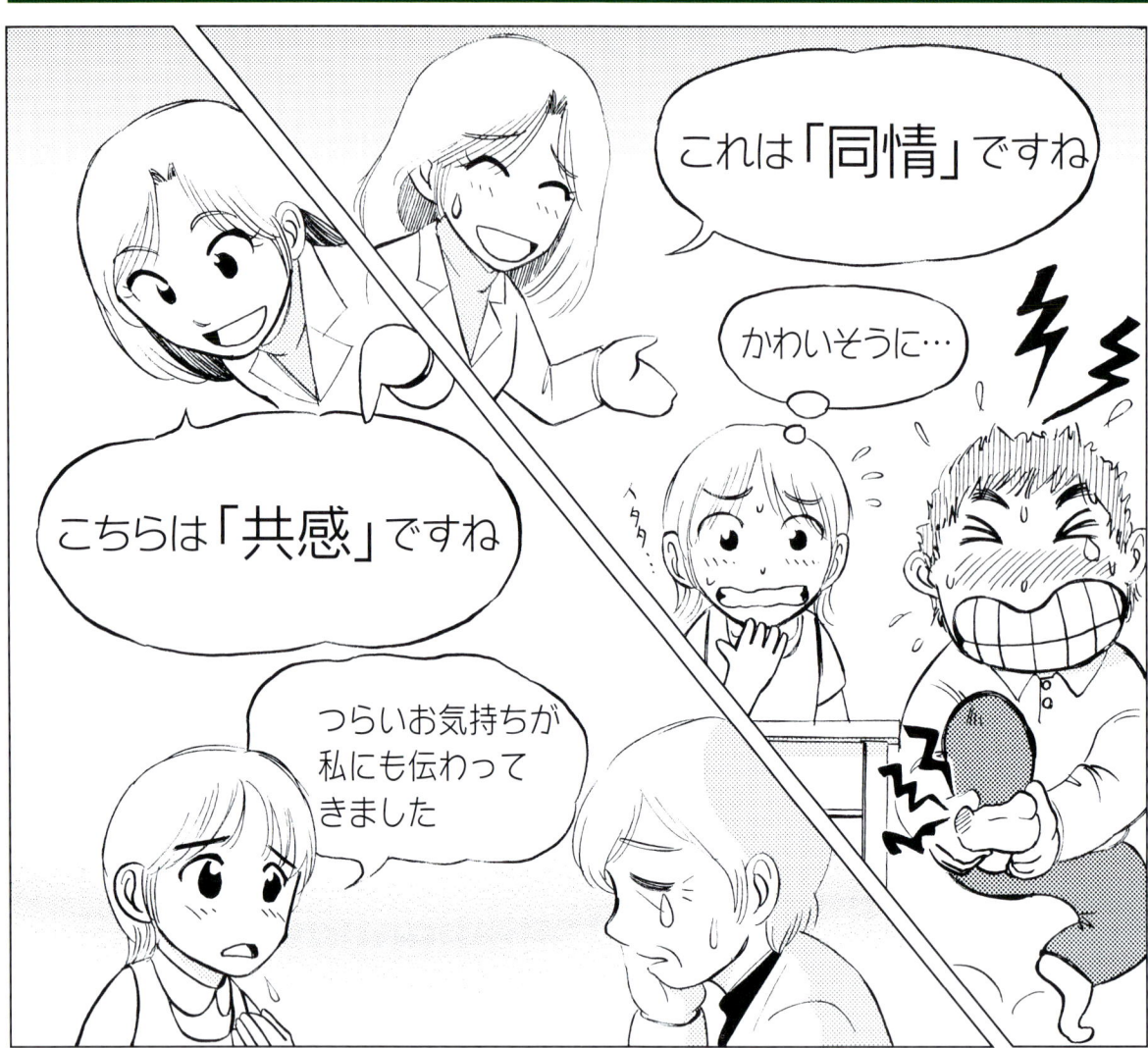

す。つまり自らの経験に基づいて感じる「痛そう」「かわいそう」「つらそう」といった同情とは異なります。共感とは、「どのように痛いのか」「どのように悲しいのか」「どのように思うのか」といった相手を基準とした感情・感覚を、限りなく相手に近い状態で感じ、共に味わっていくことなのです。

患者さんへの共感スキルを高めていくためには、まず患者さんの気持ちに焦点を当てるとよいでしょう。「どのようなお気持ちですか？」「そのことをどのように思われますか？」「どのようなつらさですか？」など気持ちに焦点を当てた質問をしていくことで、患者さんの状態を理解できます。そして、患者さんの気持ちに寄り添い、患者さんが感じられる世界を十分味わってみましょう。これが共感です（**図6**）。

医療の中では、この共感姿勢こそが患者さんの気持ちを和らげると言われます。患者さんの気持ちが和らぐという効果は、症状にも影響します。患者さんの抱える身体的痛み（症状への痛み）に付随する精神的痛み（つらい・しんどい・不安など）を和らげることによって、患者さんが感じる症状への痛みが緩和されていくことが、心身医学的にも明らかになっています。

18

目標 その五
患者さんに応じたカウンセリングテクニックを活用したコミュニケーションに挑戦しよう！

臨床の場ではさまざまな行動傾向の患者さんに遭遇します。頑固な患者さん、神経質そうな患者さん、無口な患者さん、おしゃべり好きな患者さん。そういった患者さんとのコミュニケーションで感じる難しさ……。なかなか思いどおりにはいきませんね。

コミュニケーションは、時間が長ければよいというものではありません。限られたデンタルユニットでの時間の中でいかに患者さんを理解することができるか、そして患者さんとの信頼関係を深め、響きあっていくことができるかということが大切です。

それではここで、質の高いコミュニケーションを目指していくにあたって、カウンセリングテクニックの活用法を学んでいきましょう。

スキルアップ⑥
カウンセリングテクニックを活用しよう！

診療の中での円滑なコミュニケーションの実践に際して使える、カウンセリングテクニックを活用した方法をいくつかご紹介しましょう。なお、テクニックを活用していくにあたっては、前述した「患者さんが心理的に安心するユニットでの位置関係」を確保し、非言語的コミュニケーションを通してラポールの形成を強め、傾聴・共感姿勢を重視した対応をすることを前提に進めていただくことを願っています。単にテクニックだけを重視すると、表面的な言葉・マニュアル的な対応として患者さんに伝わってしまいます。

開かれた質問法（open-ended question）と明確化（clarification）

患者さんが「はい」「いいえ」で答える質問方法を閉ざされた質問法（closed-ended question）と言います。

　→「痛みはないですか？」

これに対して、「はい」「いいえ」では答えられない質問法を開かれた質問法（open-ended question）と言います。

　→「どのような痛みですか？」
　　「ズキズキした痛みです」
　　「チクチクと痛みます」

開かれた質問法は、患者さんの状態や正確な情報をこちらが理解していくために効果的です。

さらに、患者さんの話す内容を明確に理解していくための質問法があります。これを明確化（clarification）と言います。

　「具体的にはどのようなことですか？」
　「それをどのように感じますか？」
　「そう思われたのはどうしてですか？」

明確化は、患者さんの話す内容を明確に理解すると同時に、さらに詳しく知りたい情報を得たい時に効果的です。

第1部　コミュニケーションの7つの目標

図7　患者さんに合わせて、カウンセリングテクニックを！

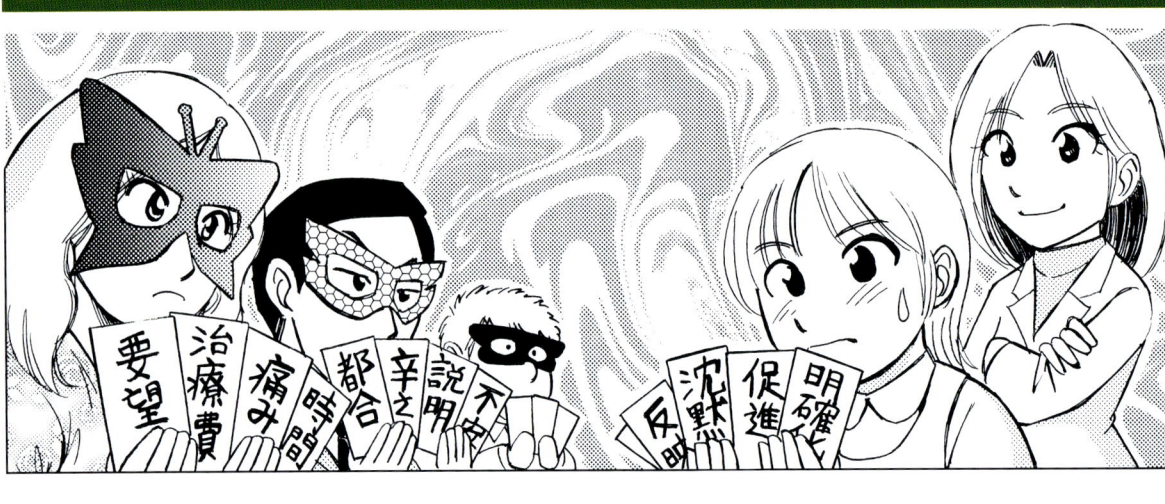

促進（facilitation）

促進（facilitation）とは、患者さんの話を継続するように促す方法です。会話の途中では

- 「そうですね」
- 「なるほど」

会話が途切れた時

- 「それについてもう少し聞かせていただけますか？」
- 「どうぞお話下さい」

促進は、患者さんから得られる情報が希薄なときに、さらに話続けていただくことによって理解を深めることができます。

沈黙（silence）

沈黙（silence）とは、患者さん主導でコミュニケーション進める技法（うなずきや表情を伴う）です。

沈黙は、患者さんを理解しようとする姿勢の一環として活用すると効果的です。

反映（reflection）

反映（reflection）とは、患者さんの言葉の中で強く表れている言葉に意識を向け、要約して言葉を返すテクニックです。

- 「それはとてもつらかったですね、よくがんばってこられましたね」

患者さんにとって反映は、抱いている気持ちを理解されるうれしさを高めてくれることから、話す意欲を高めます。

正当化（legitimization）

正当化（legitimization）とは、患者さんの感情面を理解したことを示す技法です。

たとえば患者さんの怒りが表出したとき、「お怒りの理由は理解できました」のように患者さんの抱く怒りの理由を理解したという姿勢を示します。このことで、患者さんは「わかってもらえた」という気持ちになり、私たちへの信頼感が生まれます。

その他

患者さんの言動から、パーソナリティーを考慮した対応が求められます。

→その行動には必ず理由が存在します。その理由を理解した上でのコミュニケーションをしていかなくては、コミュニケーションのチャンネルはかみ合わなくなっていくばかりです。

（例）繰り返し質問をする患者さん

目標 その六
コミュニケーションの脱線を招かないための対応を身につけよう！

次々と話題が展開していく多弁（おしゃべり好き）な患者さんが来院、限られたデンタルユニットの時間の中でTBIもメンテナンスもしなくてはならないというのに思うように進まない……。こんな経験は誰でも一度はあるかと思います。ここでは、コミュニケーションの脱線を招かない的確な対応法についてご紹介しましょう。

それに対して、こちら側は患者さんの気持ちを害してはいけないと感じながら、ついその流れにのってしまい、気づくと時間がない！……ということになってしまいがちです。

こうした患者さんに対しては、あらかじめ時間枠の提示をおすすめします。つまり、「あなたのためにお時間を30分とりますよ」といったアナウンスです。このとき注意することは、その伝え方です。こうした患者さんの行動傾向の多くは、事務的な発言を冷たく感じてしまいます。ゆえに、温かい言い回しが誤解を招きません。

〈事務的な口調〉
　当医院では、お口のケアのお時間を30分とらせていただいておりますので、ご了承下さい。

〈温かい言い回し〉
　本日も○○さんのために、お時間を30分間とらせていただいておりますが、よろしいですか？

おしゃべり好きな患者さんは、人と接することを好み、気持ちや思いやりを大切にしていきます。時間枠をお伝えする温かい言い回しは、「自分を大切に扱ってくれている」という感覚が伝わり、失礼にはなりません。繰り返しメッセージを伝えることで、患者さんは次第に、決められた時間の中で内容を整理して話すことを身につけていくため、コミュニケーションの脱線が防げるようになっていきます。

スキルアップ⑦
時間枠の提示とフォーカシングスキルを高めよう！

時間枠の提示
多弁な患者さんの場合、患者さん本人は無自覚的に会話を広めていく傾向があります。

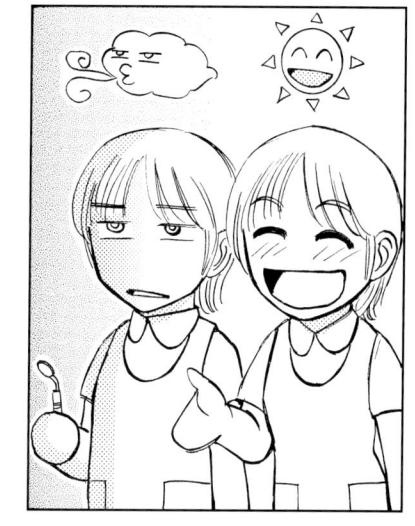

図8 フォーカシングスキルあれこれ……

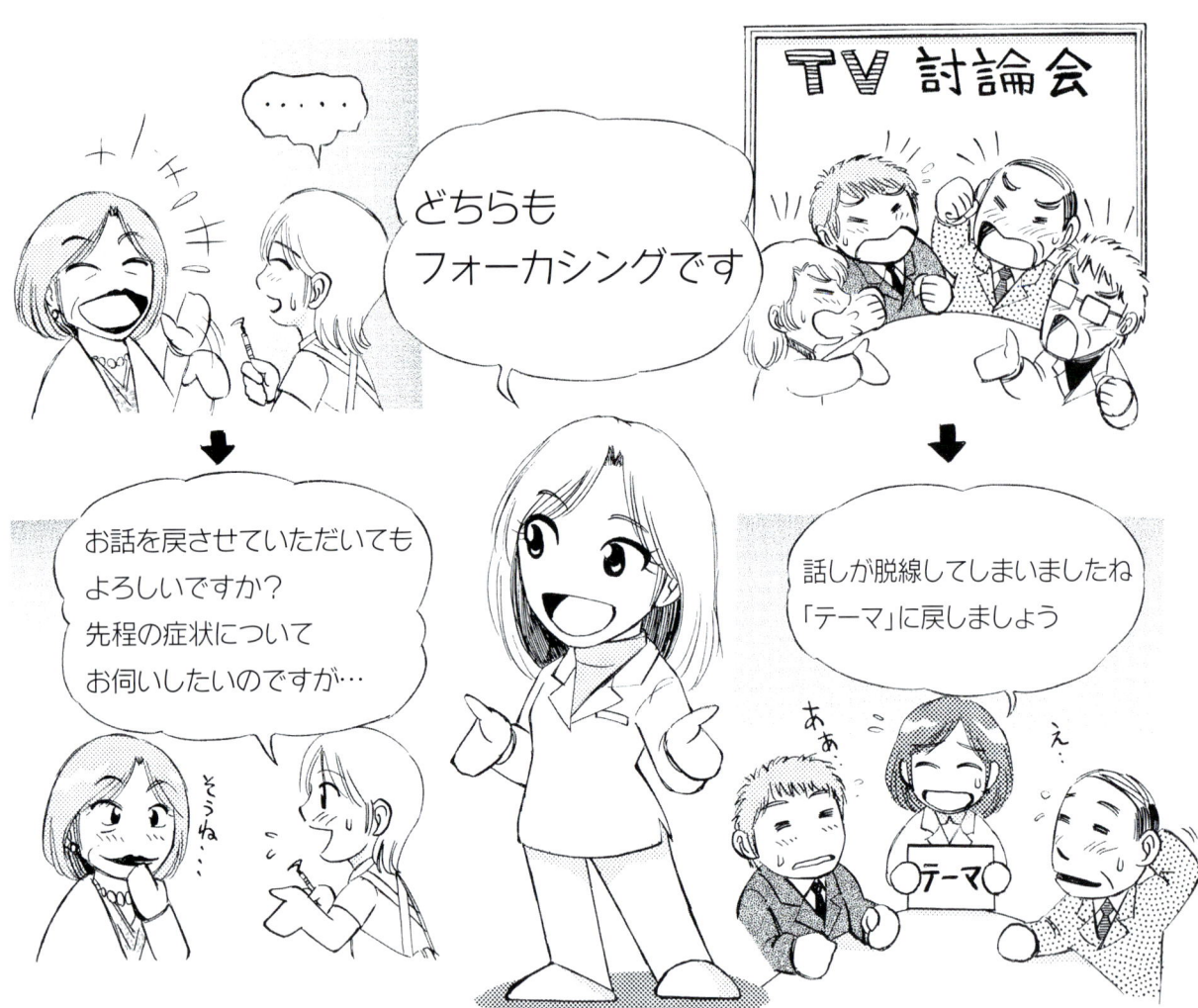

フォーカシングスキル

次に、フォーカシングスキルです。フォーカシングとは内容に焦点を当てるという意味です。話の主題からそれ始めた時に、話題を元の流れに戻すために効果的です（図8）。フォーカシングを促す質問方法は、「お話を元に戻させていただいてもよろしいですか？」「先程の症状について、もう少しうかがってもよろしいですか？」などがあります。患者さんの会話のタイミングをみはからってこのような質問をすることで、再び主題に焦点を当てるのです。

余裕があれば、患者さんの内容を要約して、そらされた内容を戻すためにフォーカシングすることをおすすめします。たとえば過去の痛み体験を思い出し、話がそれてしまった患者さんに対して、「そうでしたか、その時は眠れないくらいの痛みが続いて不安になってしまったのですね。とてもつらかったですね。ところで先ほどの症状について具体的にお伺いしてもよろしいですか？」というように、患者さんの語った内容を要約して本題に戻ります。患者さんは、自分が話したことが無視されることなく、十分理解されているという満足感から、もとの話題にスムーズに戻ることができます。

マンガで学べる　パワーアップ！　デンタル・コミュニケーション

目標 その七
状況に応じた判断と問題解決能力を養おう！

診療の中では、さまざまなハプニングに遭遇します。そうした時、その状況を的確に判断し問題解決していく力は、患者さんの心理的ニーズを満たしていきます。生じたハプニングは変えられません。しかし、その対応によって患者さんの気持ちを変えていくことは可能です。患者さんが不満を抱いてしまった状況下でも的確な判断をするために、そして少しでも患者さんの気持ちが和らいでいただくために、状況に応じた問題解決能力を養いましょう。

スキルアップ⑧
患者さんの心理を考慮したハプニングへの対応！

ハプニングの中で生じる患者さんの不満やいらだち……その状況下で、まずは患者さんの感情面を理解する姿勢、20ページで学んだ正当化（legitimization）スキルを活用しましょう。「お気持ちはよくわかりました」「お怒りの理由は理解できました」という対応です。

患者さんのクレームでよく見られる対応は、歯科医院側が「謝ったら負け！」といった態度を示してしまうことです。正当化は、患者さんに対して決着するための患者さんに対する同意（負けを認めること）ではありません。患者さんの抱く怒りの理由を理解したいという姿勢を示すことです。患者さんにとっての怒りのゴールも、白黒の決着をつけることではなく、いま存在する困った状況の中でどのような解決策があるのかということにあります。これをしっかりと理解したうえで、

①患者さんへの理解を深め（そのことをどのように感じているのか）、
②その状況の中で、患者さんにとってもっとも恐れること、困ることは何であるのかを探り理解し、
③それを解決するための提案は何なのか（こちら側は何をしたらよいのか、何をしてはいけないのか）

といったことをしっかりと認識します。それが問題解決の鍵となります。

問題解決への迅速な行動は、患者さんの不満やいらだちを緩和することが可能です。またハプニングは、その対応によってはチャンスにも変わります。

ハプニングへの対応は、頭の中で考えているだけではなかなか迅速な行動をとれないことが多々あります。普段から、起こり得るハプニングを想定したロールプレーを実践し、歯科医院全体で共有していくことをお勧めします。

2

マンガでシュミレーション よくある患者さんとのコミュニケーション10例

さて、第1部ではコミュニケーションテクニックの基本を学びました。しかしいちばん難しいのは、そのテクニックを臨床現場でどう活用するか、でしょう。患者さんは十人十色のように、患者さんとのコミュニケーションも千差万別です。

第2部では、患者さんとのコミュニケーション例を、マンガで表現してみました。登場人物は、きっと皆さんも対応したことのあるよくいる患者さんです。

さぁ、学んだテクニックをどう活用するのか、実践してみましょう。

第2部　よくある患者さんとのコミュニケーション10例

コミュニケーション・シミュレーション①

初診時の患者さん。患者さんの想いは本当に理解できていますか？

初診時の患者さんは、さまざまな想いや期待をもって来院してきます。他の歯科医院ではなく、この歯科医院に来院した理由、さらに患者さんが求める心理的なニーズも存在しています。そして患者さんが来院した理由は、私たちが思っていた理由と異なっていることが多々あります。

ここでは、患者さんの心理を十分理解するための情報収集に用いるコミュニケーションをご紹介しましょう。

シミュレーション①は、初診時の患者さんと歯科衛生士との会話です。患者さんの想いは伝わっているのでしょうか？

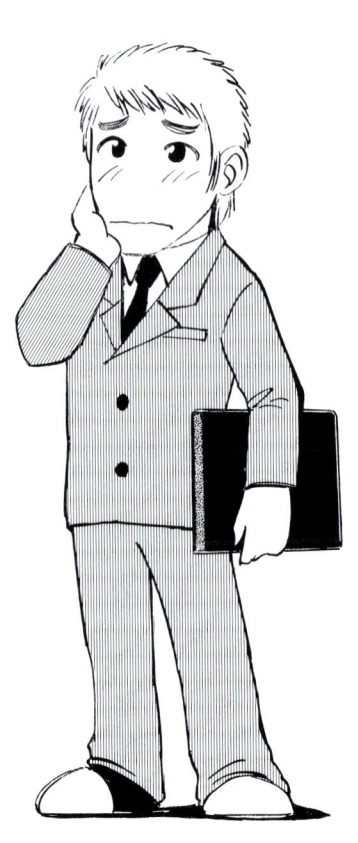

シミュレーション①の患者・Aさん紹介

性別　男性
年齢　36歳
職業　会社員
人物像　歯が悪いということから、以前から歯科医院に通うことが多かった。しかし、「この医院がいい」ということでもなく、ただ単に会社の近くだからという理由で通院することが多い。どこかよい歯科医院はないか、ホームドクターを見つけたいと思っていた矢先に、「とてもいい歯科医院を見つけた」との友人の話を聞いて、来院してみたいという気持ちが高まり、すぐに受診した。

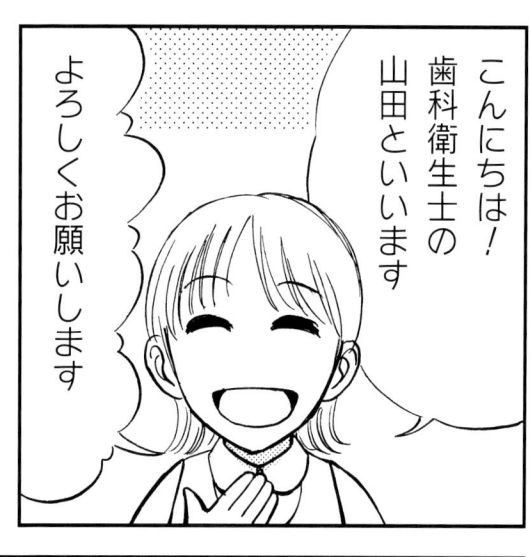
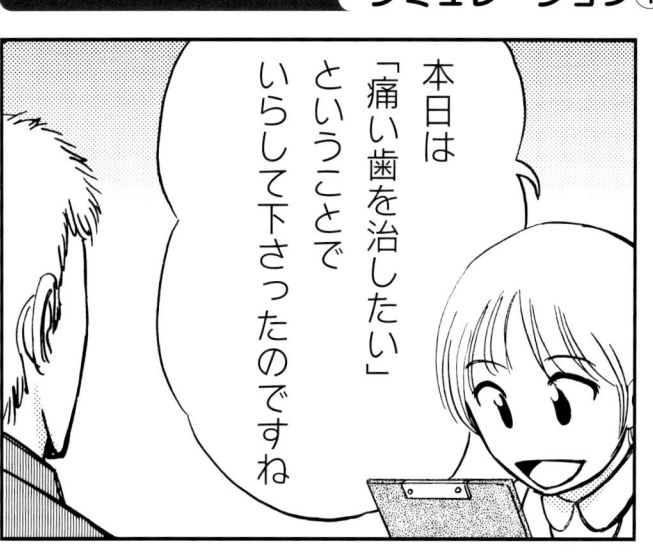
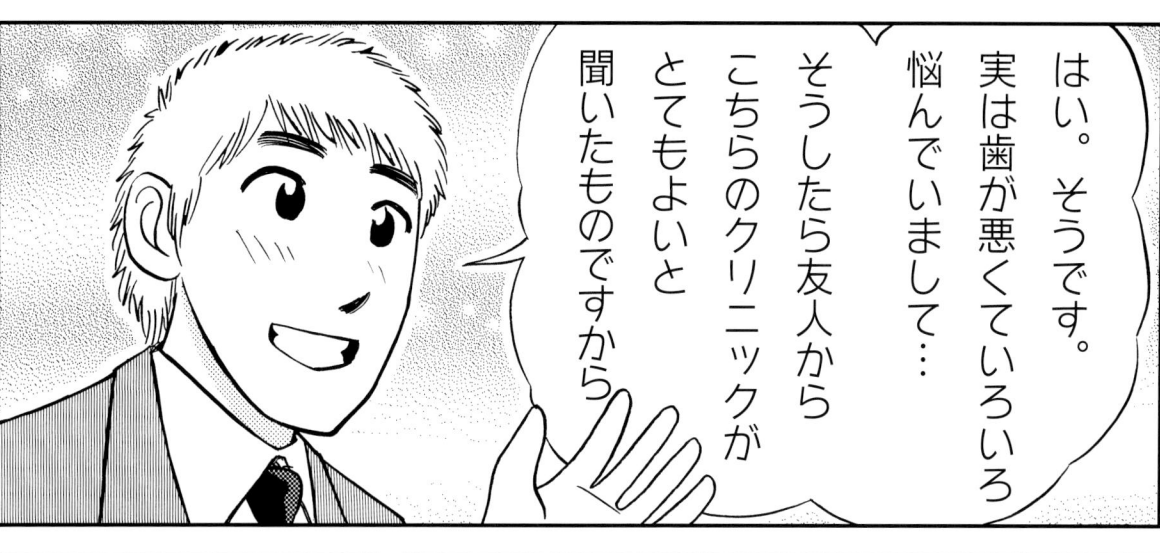
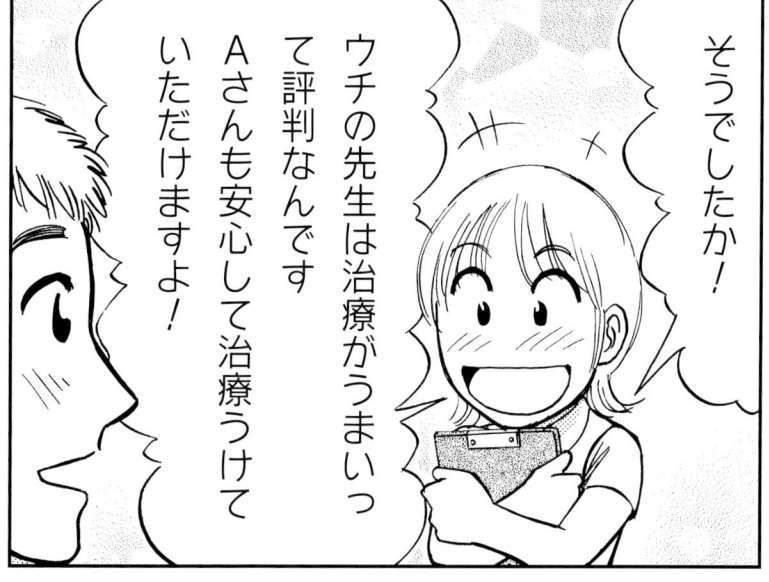
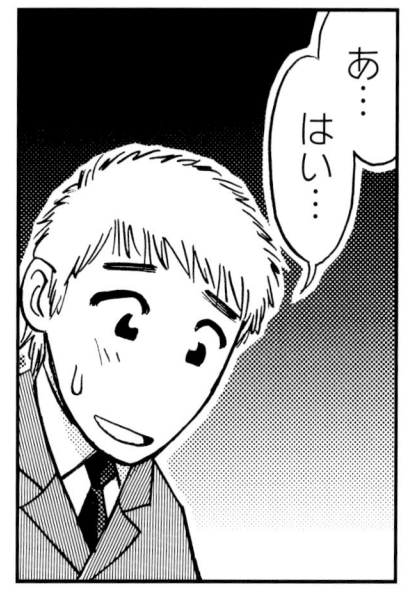

解説

シミュレーション①beforeは、患者さんと歯科衛生士のコミュニケーションです。この会話から、患者さんの想いは歯科衛生士には十分伝わっているでしょうか？

Aさんがこの歯科医院に来院した理由は、歯科衛生士が言う「治療がうまいと評判だから」なのでしょうか？ おそらく、答えはNOですね。なぜなら最後のAさんの声のトーンが下がり、会話が途切れてしまいました（キー・シチュエーション①）。会話からふたりのコミュニケーションのチャンネルが合わなくなってしまっているのを感じます。

それでは、Aさんがこの歯科医院に来院した理由、つまりAさんの想いやニーズを探るためのコミュニケーションについて、触れていくことにしましょう。どのようにしていけば、いいのでしょうか？

キー・シチュエーション①　患者さんの声のトーンが下がる

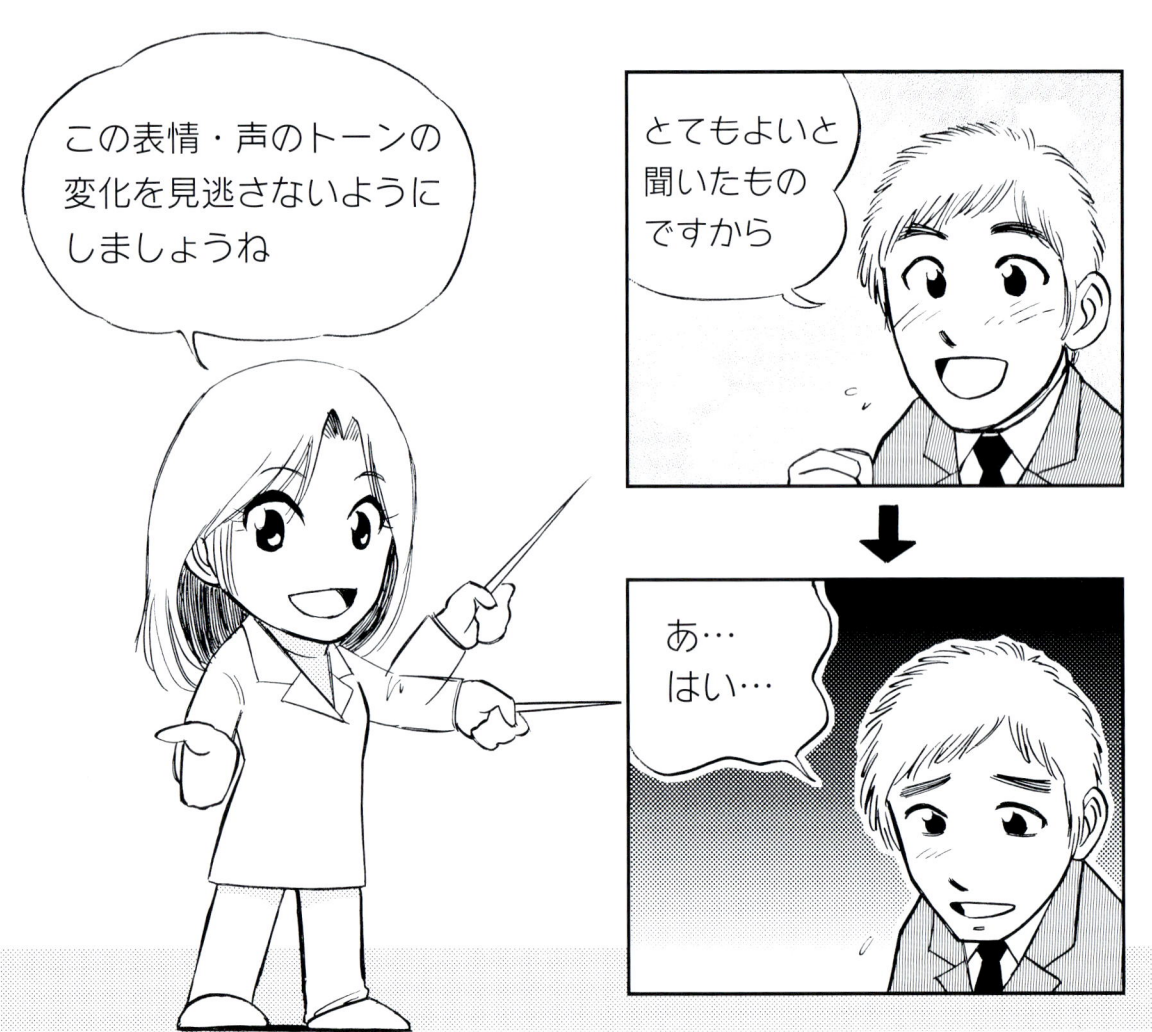

28

シミュレーション① after

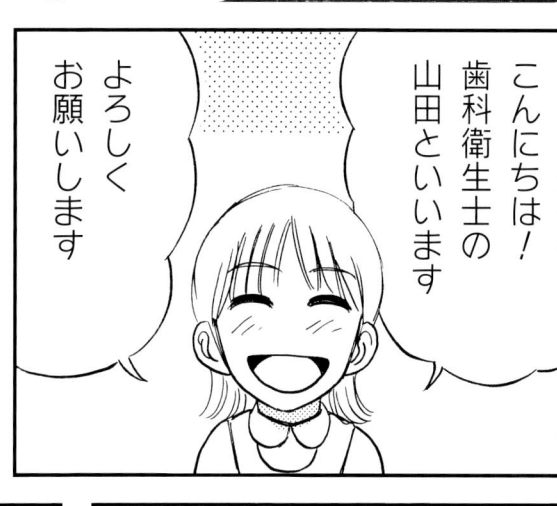
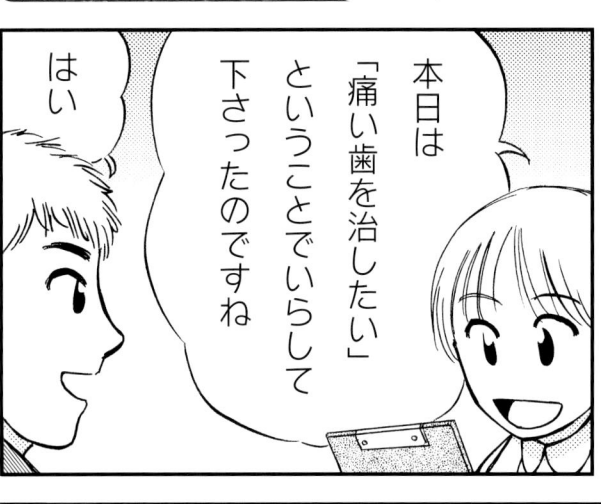
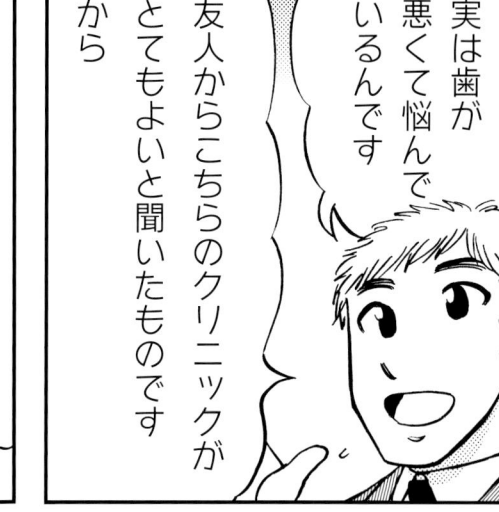
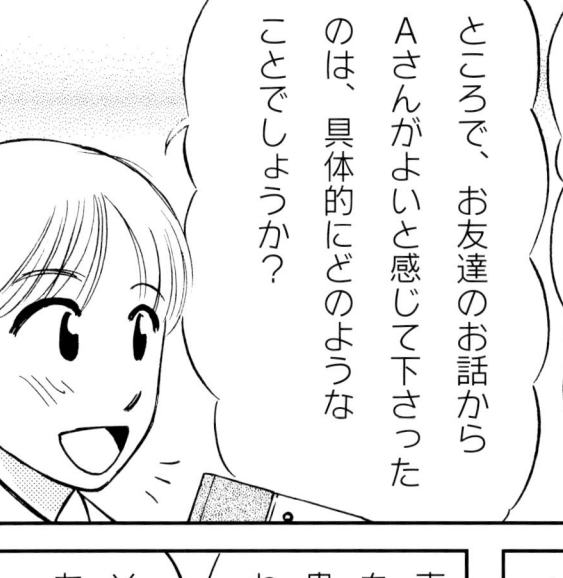
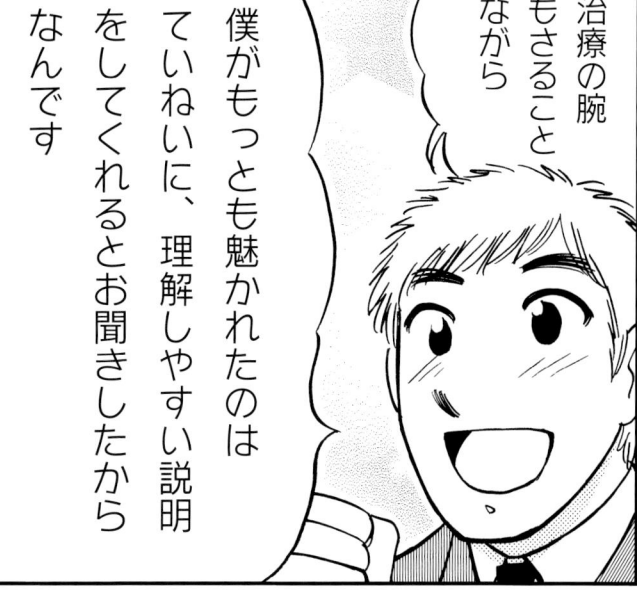
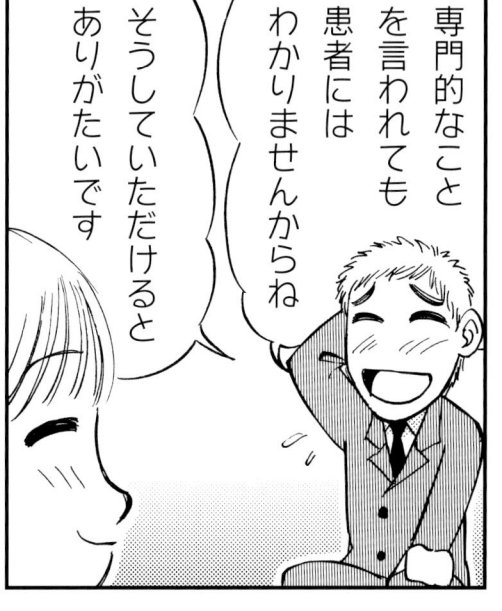

解説

シミュレーション①afterを通して、患者Aさんが他の歯科医院ではなく、この歯科医院に来院した理由が理解できましたか？

臨床の中で、患者さんが歯科医院に何を期待しているのか、なぜ来院してくれたのかという理由を見逃して治療を進めていくことが多いようです。信頼関係を深めていくには、こうした「患者さんの理由」を把握し、患者さんが求めているものを理解していくことが大切です。

そのためには、第1部のスキルアップ⑥で学んだ、開かれた質問法と明確化（☞19ページ）を活用して、患者さんの情報を得る必要があります。

ここではその手法に基づいて（キー・シチュエーション②）、Aさんの来院動機、つまりAさんのニーズは「理解しやすいていねいな説明と、治療について一緒に考えてくれる姿勢」であり、それを歯科医院に期待しているということを明らかにしました。このAさんの期待を十分に理解した対応こそが、患者さんとの信頼関係を築き上げていきます。

さらに、患者さんから得たこのような情報収集を歯科医師や他のスタッフたちにも伝達し、意識の統一を図っていくことで、質の高いチーム医療が実現していきます。

キー・シチュエーション②　開かれた質問と明確化

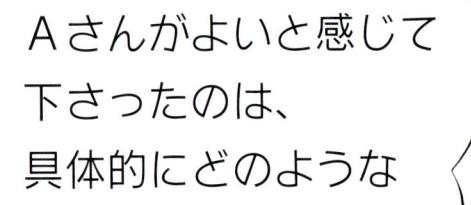

Aさんがよいと感じて下さったのは、具体的にどのようなことでしたか？

明確化！

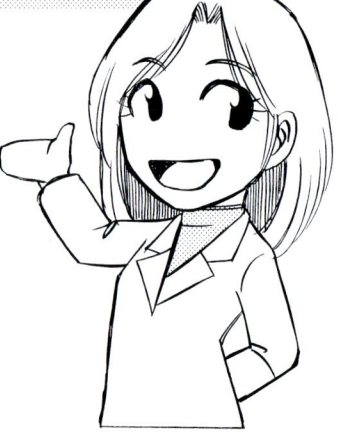

聞かれた質問と明確化はコミュニケーションの基本技術です。うまく応用していきましょう♪

コミュニケーション・シミュレーション②
多弁な患者さん！ コミュニケーションの脱線を招いていませんか？

おしゃべり好きの患者さん。いったい、どこで切り上げたらいいの！　決められたチェアータイム、口腔ケアもしなくてはならないというのに、一度話し出すと話が止まらない患者さん！　口を開けながらでも話そうとする患者さん！　患者さんの気分も害してはいけないし……。だからといって話を聴き続けてしまうと満足のいくメインテナンスができなくなる。いったい、どうしたらいいの？
そんな思いをしたことがありませんか？　**シミュレーション②**では、そんな患者さんに対して効果的な対応をご紹介しましょう。

シミュレーション②の患者・Bさん紹介
性別 女性
年齢 55歳
職業 主婦
人物像　1年くらい前から通院しており、治療が終わっても引き続き歯周病予防に定期的に通っている。歯周病は改善している傾向があり、患者さんも満足のようす。今はリピーターになりつつある。

シミュレーション② before

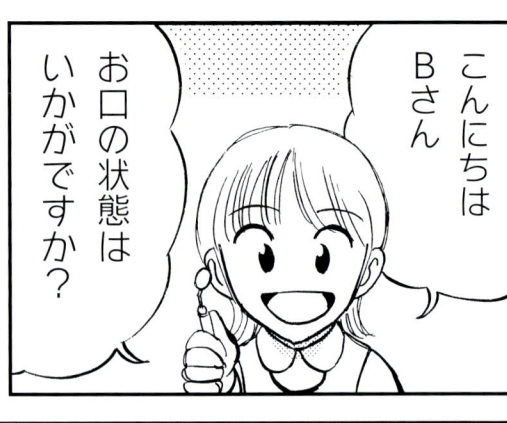
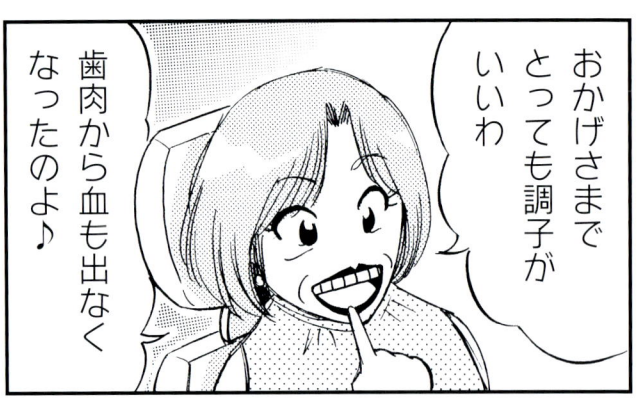
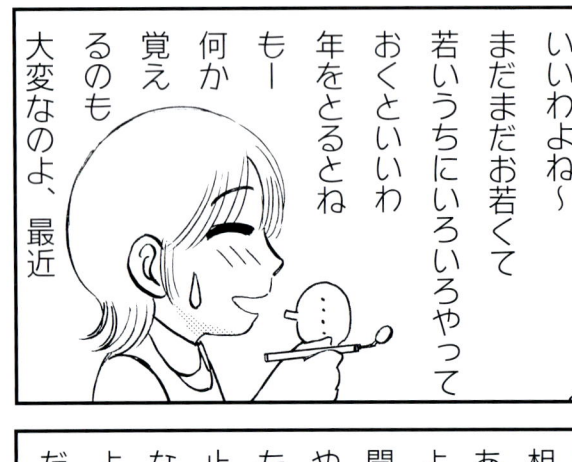
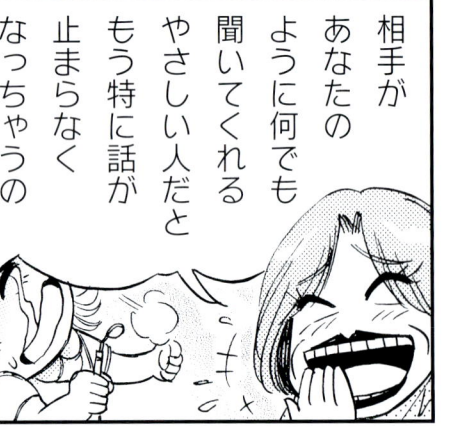

解説

こうした患者さんの多くは、とても社交的でお話好き。話題が次から次へと展開して、いつのまにか話の筋道から脱線してしまいます。

では、患者さんに悪い気分を与えないようにして、こちらのペースにもっていくことを目的に、コミュニケーションの仕方を変えてみることにしましょう。

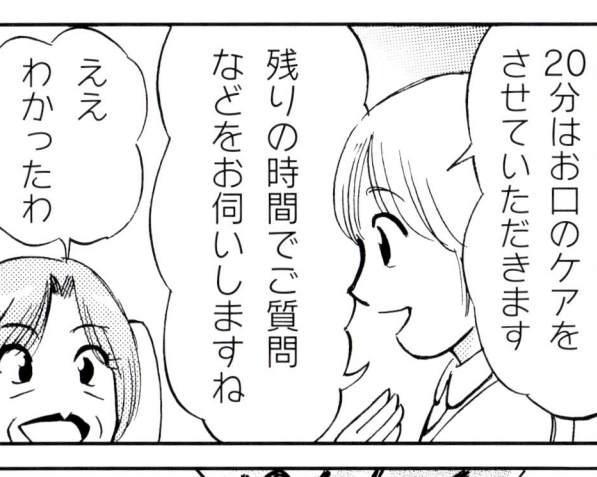
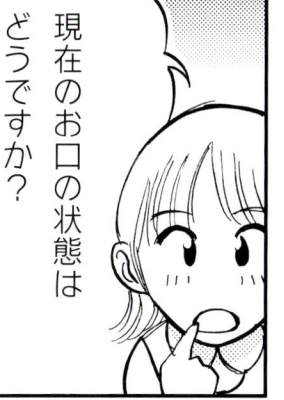
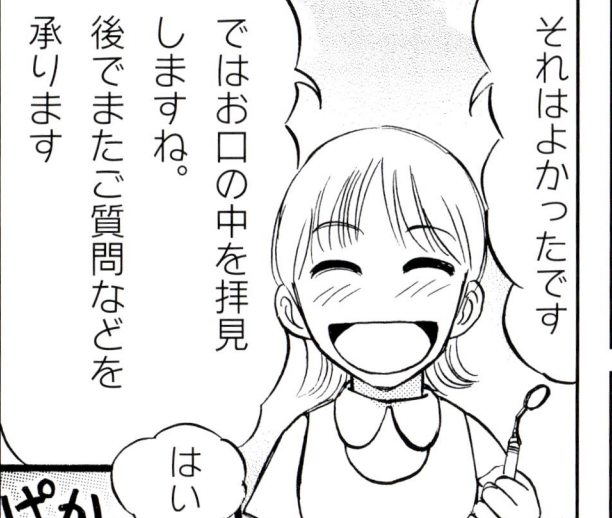
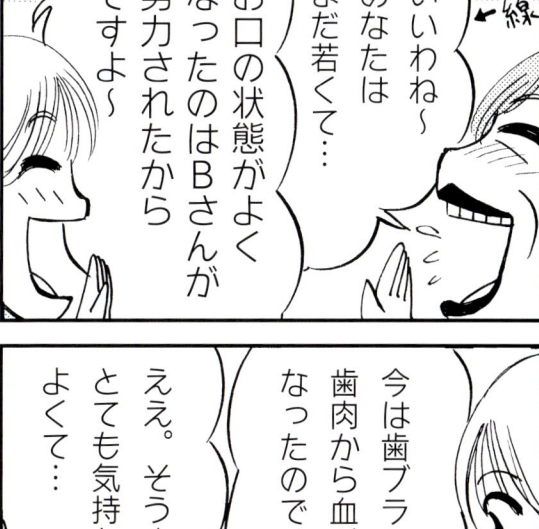
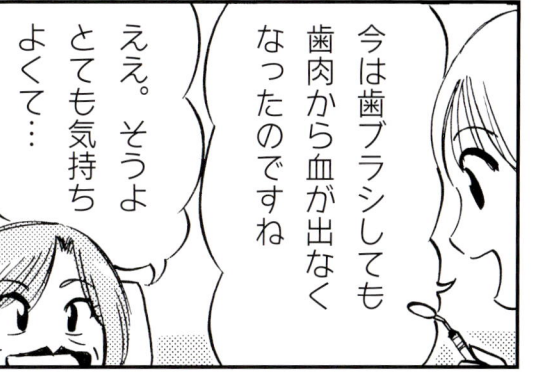

第2部　よくある患者さんとのコミュニケーション10例

解説

多弁な患者さんの場合、まず時間の使い方の重要性を患者さんに認識していただきましょう。

afterで示したような対応を繰り返すことで、患者さんは、次第に話のポイントを整理することを身につけるようになりますので、"一定の時間内に何を話そうか" という意識をもつようになり、長い時間、永遠に話し続けることが改善されます。

しかし、ここで注意しなくてはいけないことは、患者さんへの伝え方です。「当医院では、予約制になっておりますので、30分間というお時間の枠内でお口のケアをしてきますのでご了承下さい」といった事務的な対応は、一見、礼儀正しく感じられますが、Bさんにとっては、とても冷く感じてしまいます。

Bさんのように社交的な患者さんは、思いやりを大切にしますので、あくまでもBさんという人物を尊重する言い回しが大切です。「あなたのために時間をとりますよ」というメッセージを込めて伝えることが効果的です（キー・シチュエーション①）。

さらに、こうした患者さんは無意識に話題を展開していく特徴がありますので、話が雑談に切り替わりそうになったときに、一度、共感的な姿勢を示して話を本筋に戻していくことも大切です。スキルアップ⑦（☞22ページ）で学んだフォーカシングスキルを活用します（キー・シチュエーション②）。

多弁な患者さんが来院したら、ぜひ実践してみて下さい。きっと診療の流れも変わってくるはずです。

キー・シチュエーション①　患者さんを尊重して

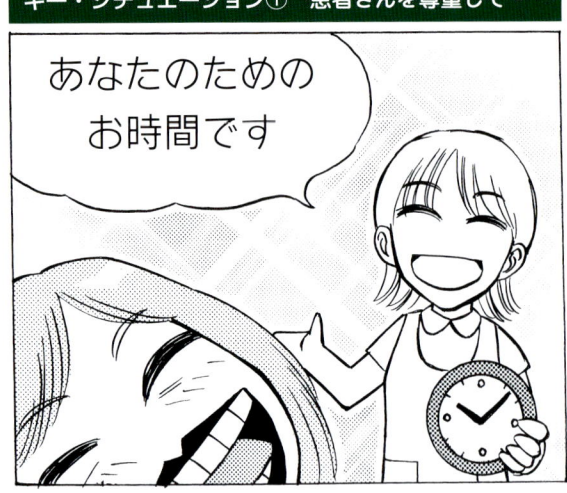

あなたのための お時間です

キー・シチュエーション②　フォーカシングスキルの応用

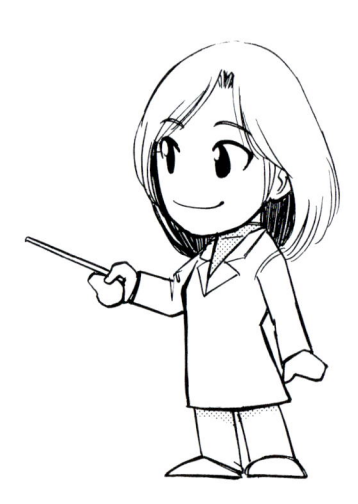

今のお口の状態はBさんが努力なさったからですよ。よかったですね

本筋に戻す

ところでもう歯肉から血は出なくなったのですね

共感姿勢

コミュニケーション・シミュレーション③

TBI、説明の途中だというのに、勝手に歯ブラシをし始めてしまう患者さん！

正しいブラッシング方法を患者さんに伝えるために、こちらが一生懸命説明しているにもかかわらず、途中で勝手にブラッシングを始めてしまう患者さん！　そんな患者さん、結構いますよね。

「私の話を聴いてくれているのかしら……」

真剣に話をすればするほど、ちょっとむなしい思いになります。

こんなとき、どうしたらいいのでしょう？　**シミュレーション③**では、そんな患者さんへの対応を検討してみましょう。

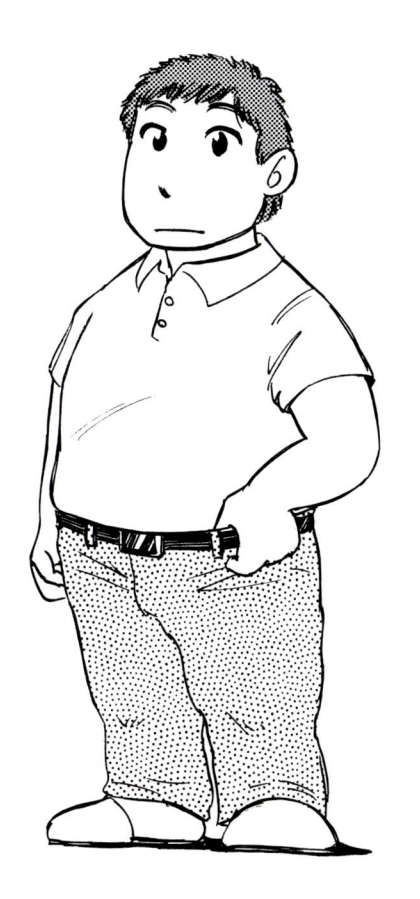

シミュレーション③の患者・Cさん紹介

性別　男性
年齢　42歳代
職業　営業マン
人物像　今までは、歯が痛くなったときだけ来院するといった患者さん。今回、歯科医師のすすめで初めて歯周病のケアを開始したところ。

シミュレーション③　before

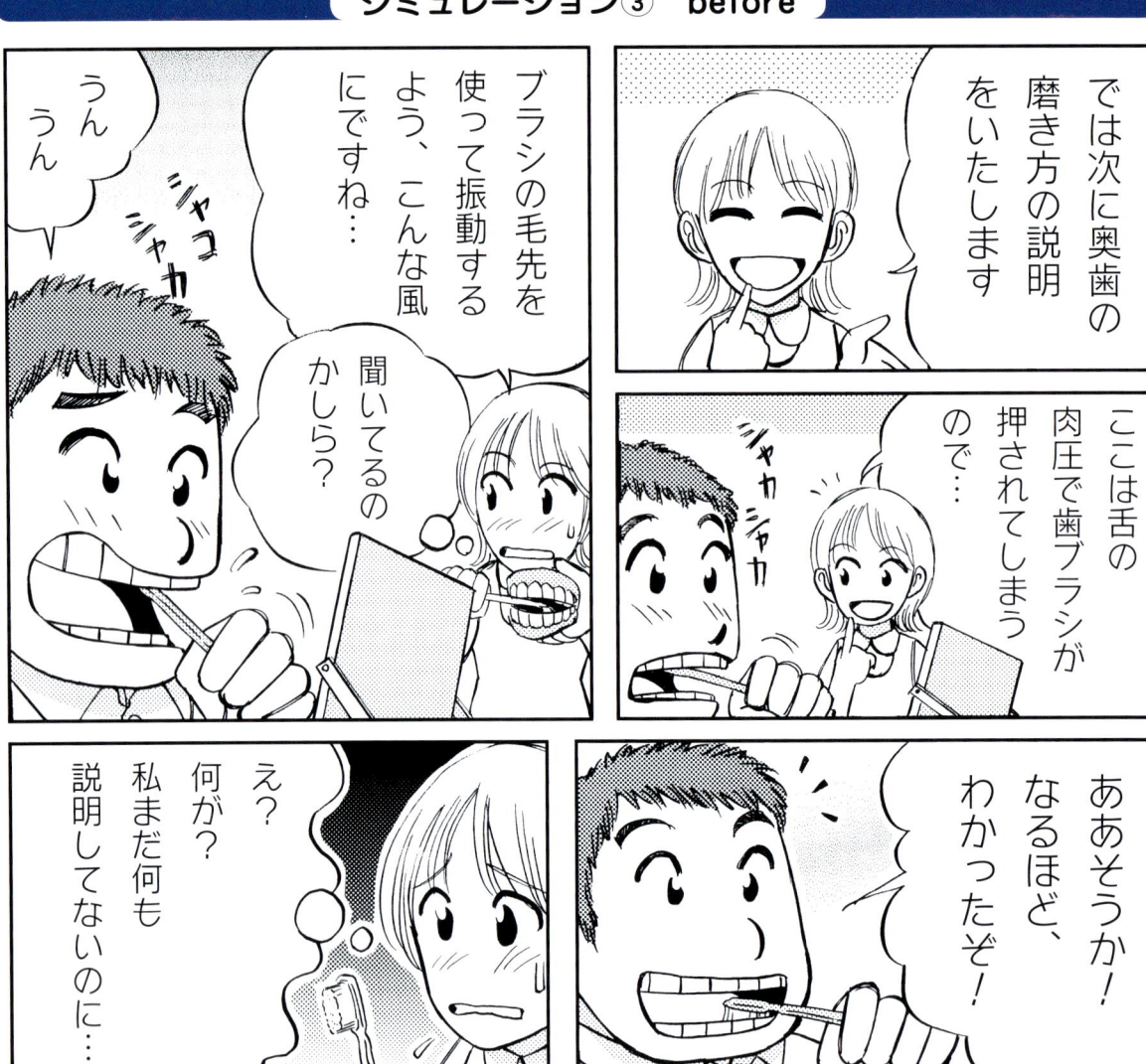

（コマ1）
では次に奥歯の磨き方の説明をいたします

（コマ2）
ブラシの毛先を使って振動するよう、こんな風にですね…
うんうん
シャコシャコ

（コマ3）
ここは舌の肉圧で歯ブラシが押されてしまうので…
聞いてるのかしら？
シャカシャカ

（コマ4）
ああそうか！なるほど、わかったぞ！

（コマ5）
え？何が？私まだ何も説明してないのに…

解説

こちらの指導にはまったく耳を傾けてくれない患者さん！いったい何のためのブラッシング指導なの！と思ってしまっても無理はありません。

しかしCさんは、鏡の中をのぞいて自らブラッシングをすることによって何か発見したのでしょうか、「そうか！なるほど、わかったぞ！」と自分の中で会話をしています。つまり、ブラッシング指導に関心がないということではなく、Cさんにとって関心を示す何かが他にあるということがわかりますね。

歯科衛生士の一生懸命な姿勢、歯科衛生士の思いがそのまま患者さんに伝わるとは限らないという「壁」は、誰でも一度は経験されているかと思います。そんなとき、ちょっと見方を変えて、まずは患者さんをじっくり観察してみましょう。そのとき、見えなかったことが見えてくることがあります。その上でどのようにアプローチをしていくかということが、効果的な動機づけに繋がります。

では、afterに移ってみましょう。

シミュレーション③ after

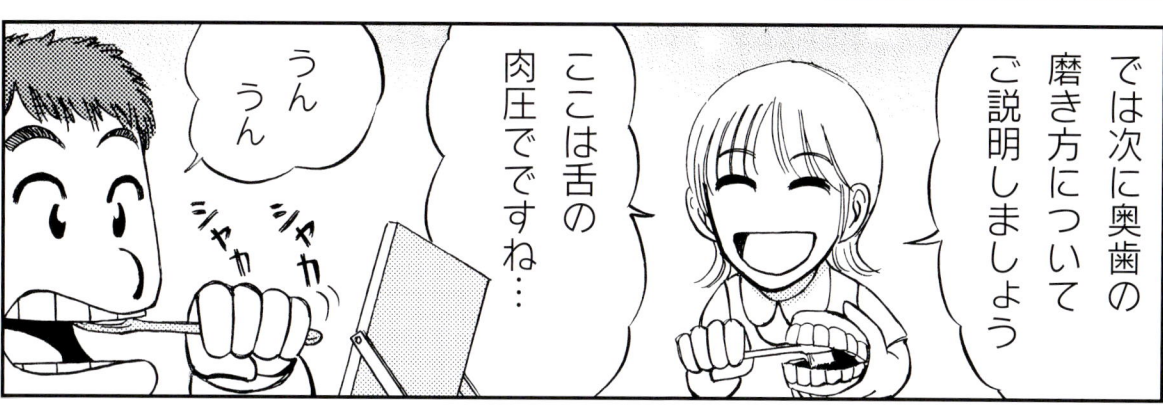

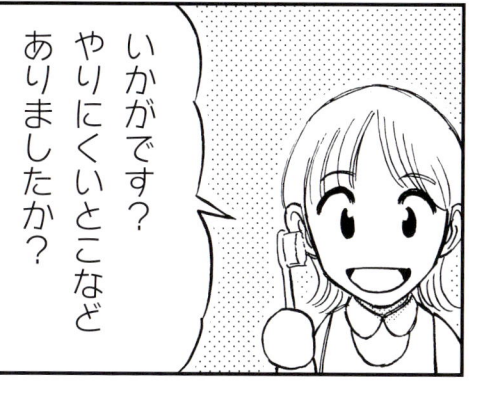

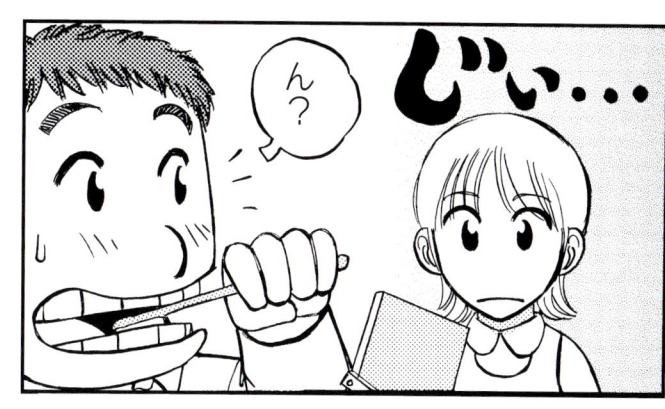

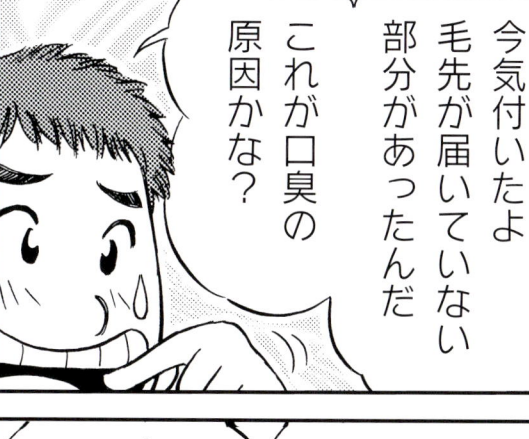

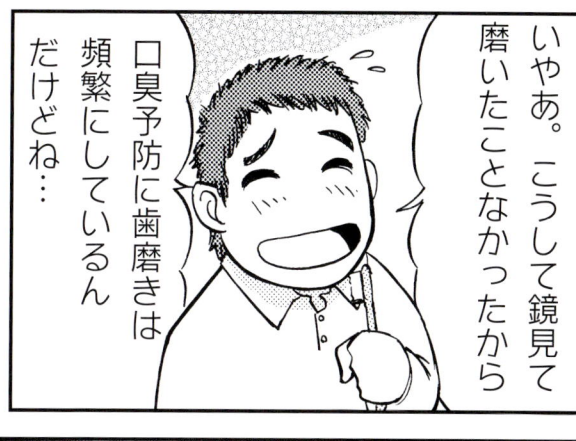

では次に奥歯の磨き方についてご説明しましょう

ここは舌の肉圧でですね…

うんうん

シャカシャカ

いかがです？やりにくいとこなどありましたか？

ん？

じぃ…

いやあ。こうして鏡見て磨いたことなかったから

口臭予防に歯磨きは頻繁にしているんだけどね…

今気付いたよ　毛先が届いていない部分があったんだ　これが口臭の原因かな？

よいところに気付かれましたね

Cさんが一生懸命歯磨きされていることはお口を拝見してわかります

けれど力を入れてゴシゴシ磨いていませんか？

第2部　よくある患者さんとのコミュニケーション10例

え？
ええ
何でわかるの？

歯肉の近くが
えぐれていますね

力を入れ過ぎて
磨いたため、
歯の表面の
エナメル質も
削られた状態です

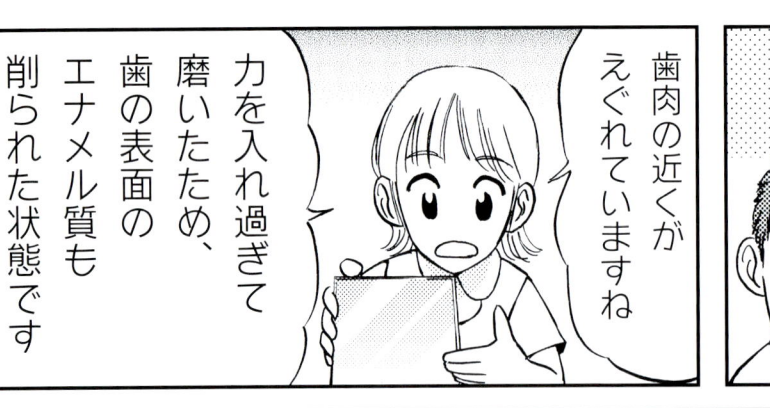

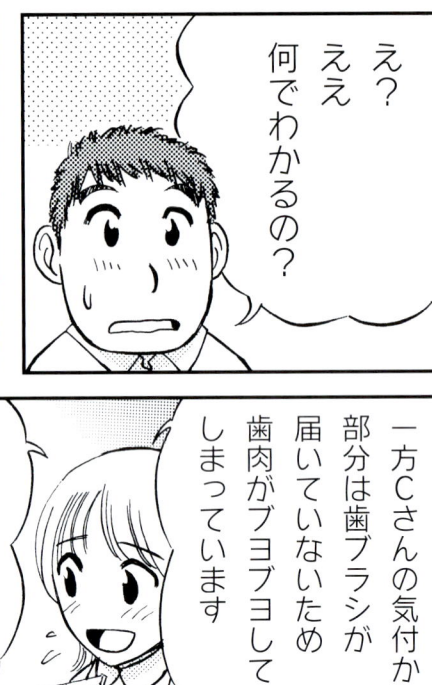

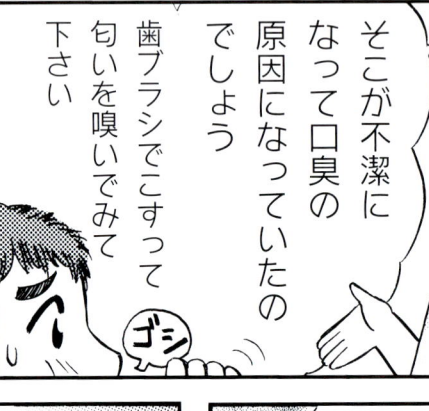

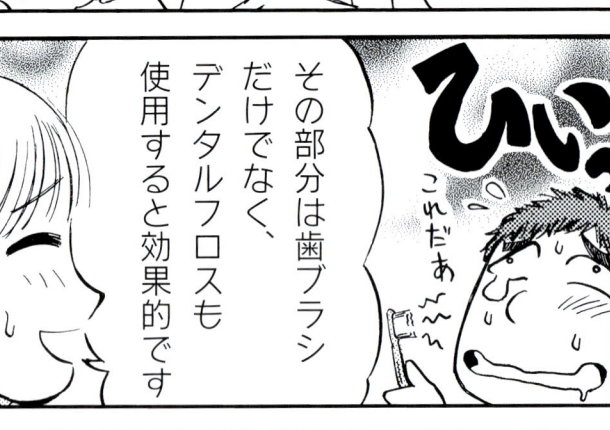

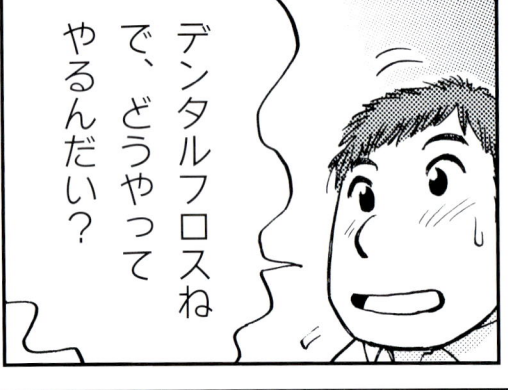

一方Cさんの気付かれた
部分は歯ブラシが
届いていないため
歯肉がブヨブヨして
しまっています

そこが不潔に
なって口臭の
原因になっていたの
でしょう
歯ブラシでこすって
匂いを嗅いでみて
下さい

その部分は歯ブラシ
だけでなく、
デンタルフロスも
使用すると効果的です

ひぃ
これだぁ〜〜

デンタルフロスね
で、どうやって
やるんだい？

では本日は
そこを重視して
やってみましょうか？

はい

お客さんと接することが
多いから、何とか
したかったんですよ

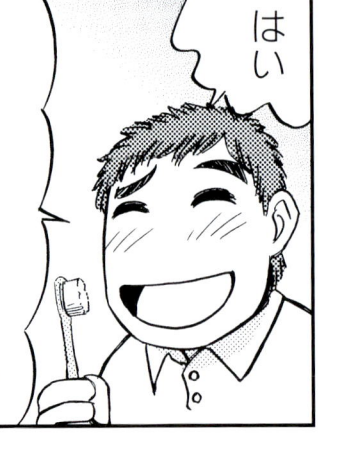

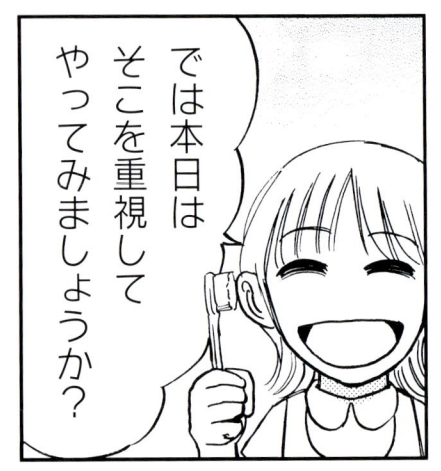

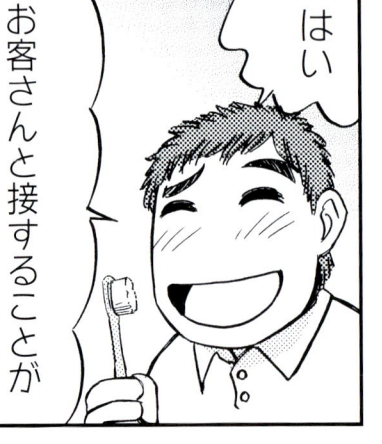

38

解説

beforeでは、歯科衛生士が自分のペースを乱されたことに戸惑いを感じているようすでした。そんな歯科衛生士の気持ちは気にもとめないマイペースな患者さん。ますます歯車がかみ合わなくなってしまっています。

afterでは、そんな患者さんのようすをまず黙って観察することにしました。そこから何が見えてくるのかを探るためにも、この方法は効果的です。**スキルアップ**④（☞16ページ）で学んだ聴く姿勢、特にロジャースの提唱する中立な姿勢が求められます。患者さんの言動に感情移入することなく、巻き込まれることなく、中立な立場を維持することによって流れは変わっていきます。

そして患者さんのタイミングに合わせた**開かれた質問法**（キー・シチュエーション①）により、その後の展開を招きました。そして患者さん自身が関心を持っていることに焦点を当てました（キー・シチュエーション②）。これらは患者主導型コミュニケーションを展開し、患者さんの動機を高める効果があります（キー・シチュエーション③）。

歯科衛生士側になびかず、関心を示さない患者さんは、こちらのペースにもっていこうとすればするほど遠ざかってしまうものです。このようなときはまず気持ちを落ち着けて、中立な立場で患者さんのようすを見ることから始めましょう。患者さんの視線に立つことで、患者さんが理解できるようになります。そのうえで、専門的立場からの指導を展開していくことで、患者さんの行動（ブラッシング）が強化されていきます。

キー・シチュエーション①　開かれた質問法

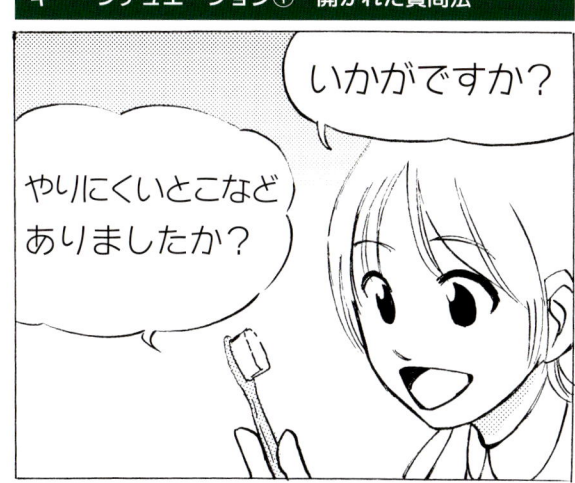

> いかがですか？
> やりにくいとこなどありましたか？

キー・シチュエーション②　関心を向けるポイント

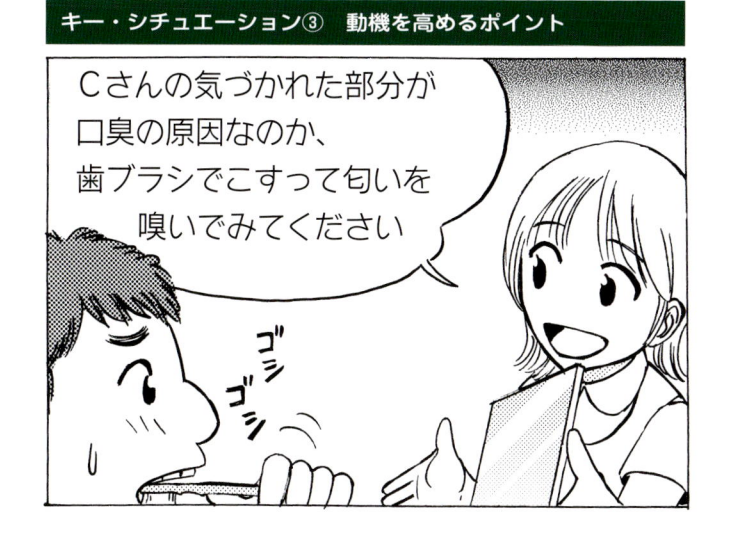

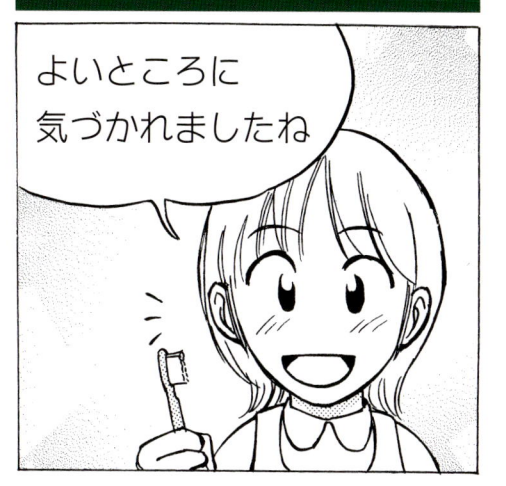

> よいところに気づかれましたね

キー・シチュエーション③　動機を高めるポイント

> Cさんの気づかれた部分が口臭の原因なのか、歯ブラシでこすって匂いを嗅いでみてください

コミュニケーション・シミュレーション④

心を開いてくれない患者さん！
信頼関係を構築するには？

以前通っていた歯科医院で定期的に口腔ケアをしていましたが、転勤と同時に歯科医院を移ることを余儀なくされた患者さん。新しい歯科医院でも引き続き口腔ケアを希望され来院したのですが、なかなか心を開いてくれません。

さて、このような状況で患者さんとの信頼関係を築き上げていくためには、どのようなアプローチが必要なのでしょうか？

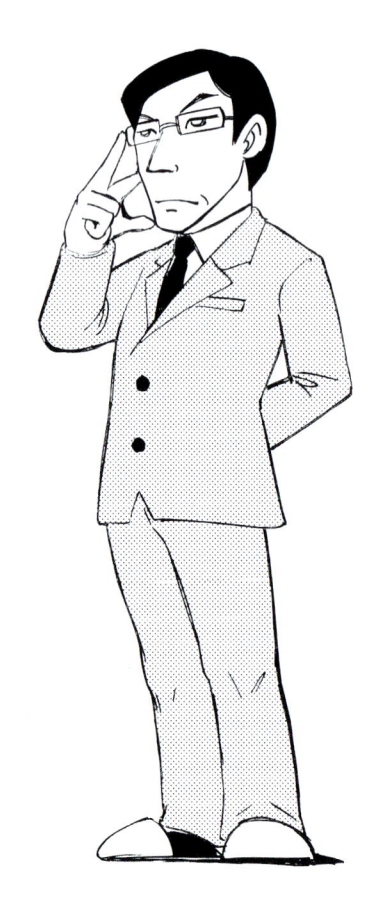

シミュレーション④の患者・Dさん紹介

性別 男性

年齢 40歳

職業 会社員（転勤族）

人物像 この歯科医院に来る前は、他の歯科医院に定期的に通院していた。そこは、Dさんにとって満足のいく歯科医院だったが、転勤のため、歯科医院を変えざるを得なくなってしまった。自分の意見をはっきりと持った、こだわりのある患者さん。

シミュレーション④　before

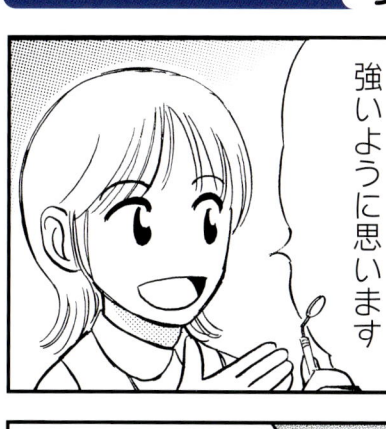

――ええ

――歯ブラシは電動のを使っています

――そうですか
今、お口の中を拝見するとDさんには電動歯ブラシは少し強いように思います

――え？

――前の歯科衛生士さんから勧められてとても磨きやすく気に入っています

――そうですね
しかしDさんの今の状態からしますと普通のものに切り替えた方が…

――前のクリニックは長年通っていて、機械やレーザーを使ったりいろいろやってくれました。ここでもそのようにやってもらいたいんです

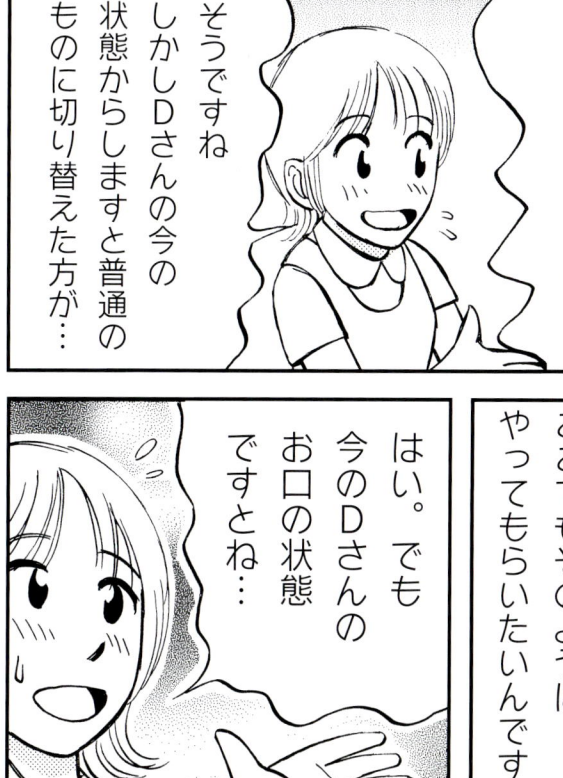

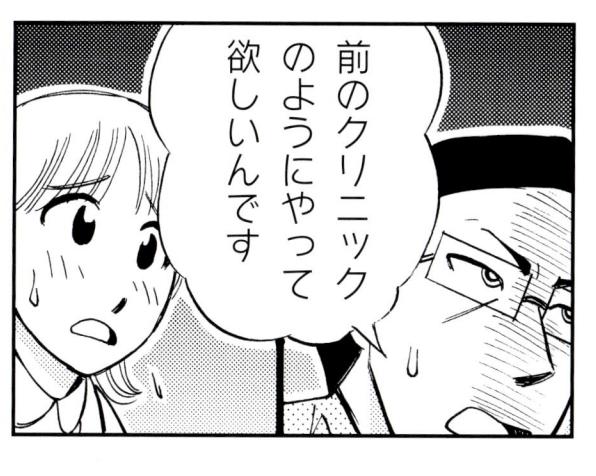

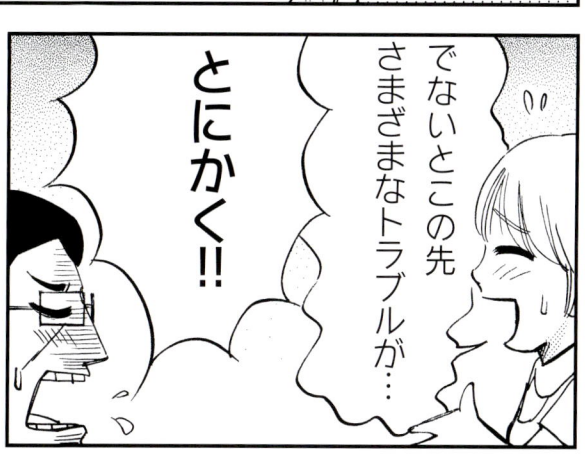

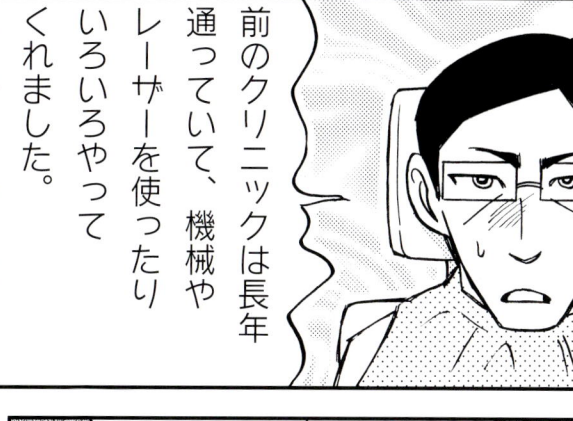

――はい。でも今のDさんのお口の状態ですとね…

――とにかく！！でないとこの先さまざまなトラブルが…

――前のクリニックのようにやって欲しいんです

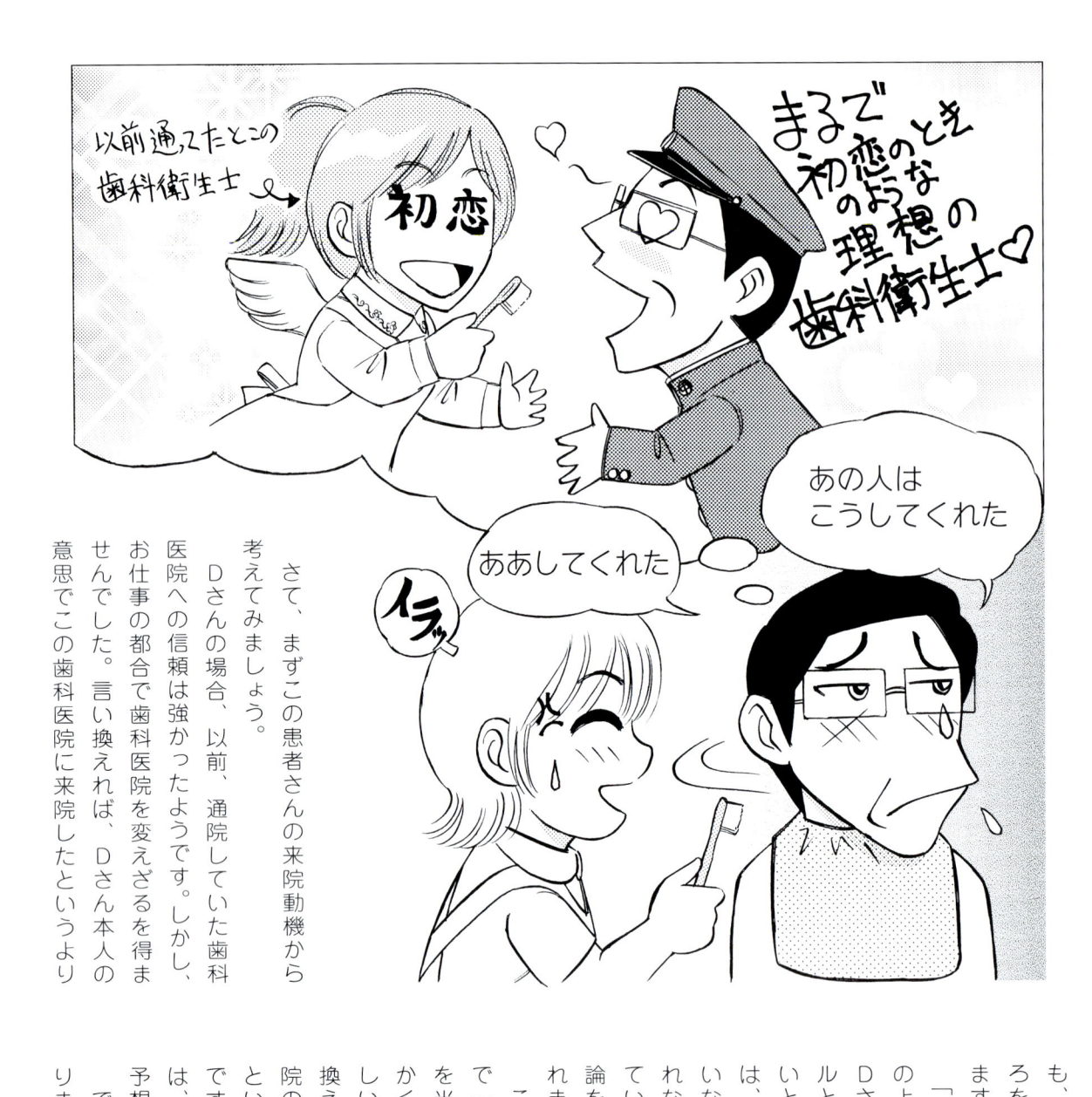

第2部　よくある患者さんとのコミュニケーション10例

「以前通ってたとこの歯科衛生士」
「初恋」
「まるで初恋のときのような理想の歯科衛生士♡」
「ああしてくれた」
「あの人はこうしてくれた」

さて、まずこの患者さんの来院動機から考えてみましょう。

Dさんの場合、以前、通院していた歯科医院への信頼は強かったようです。しかし、お仕事の都合で歯科医院を変えざるを得ませんでした。言い換えれば、Dさん本人の意思でこの歯科医院に来院したというよりも、以前通っていた歯科医院のようなところを求めて来院したということが想像できます。

「機械で磨いたり、レーザーとかも」のようにやってもらいたいんです」というDさんの発言に対して、プロフェッショナルとして、歯科衛生士としての判断は正しいと思います。しかしこの時点でのDさんは、まだこの歯科衛生士への信頼を向けていないために、歯科衛生士の指示は受け入れない状態です。信頼関係が築き上げられていない患者さんでは、どんなに正しい理論を発信しても、患者さんは受け入れてくれないかもしれません。

ここでのポイントは、Dさんの言動の中で一番強く表れているところに焦点を当てることが大切です。それは、「とにかく前の歯科医院でやったようにやって欲しいんです」というメッセージです。言い換えれば、以前Dさんが通っていた歯科医院のように、この歯科医院でも扱われたいという心理的なニーズが存在している証拠です。そしてそのニーズが満たされなくては、患者さんは先に進めないという心理が予想されます。

では、その点を踏まえて**after**に移りましょう。

シミュレーション④ after

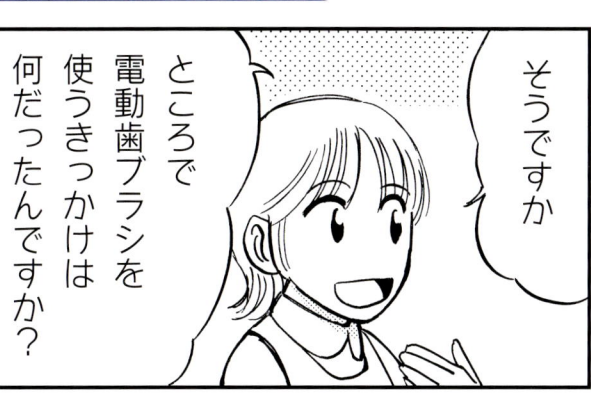

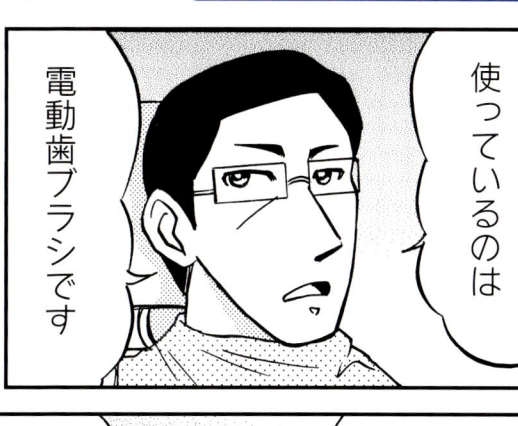

使っているのは電動歯ブラシです

以前通っていたところの歯科衛生士さんに勧められたんです

そうですか

ところで電動歯ブラシを使うきっかけは何だったんですか？

こう見えて面倒くさがりでね。歯ミガキも雑だったし…そんなボクをよく理解してもらってました

信頼のおける歯科衛生士さんだったんですね

ええ…面倒くさがりの僕に合わせていろいろ提案してくれました。ありがたかったですね

長く続ける口腔ケアですから、それはとても大切なことですね

ところで先程見て気になった部分があるのですが、歯ブラシが当たったり冷たい飲み物でしみることはありませんか？

ココなんですが…

あ！そうなんですこれってむし歯ですかね？

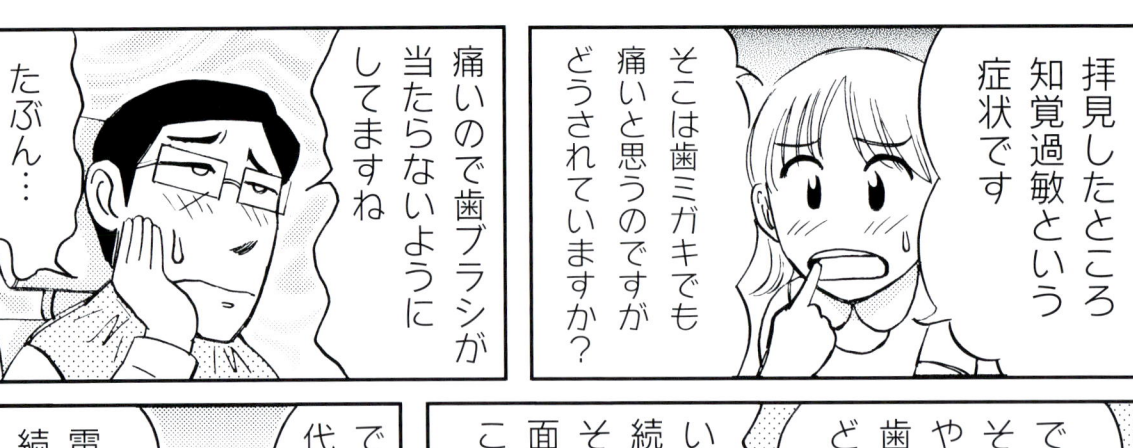

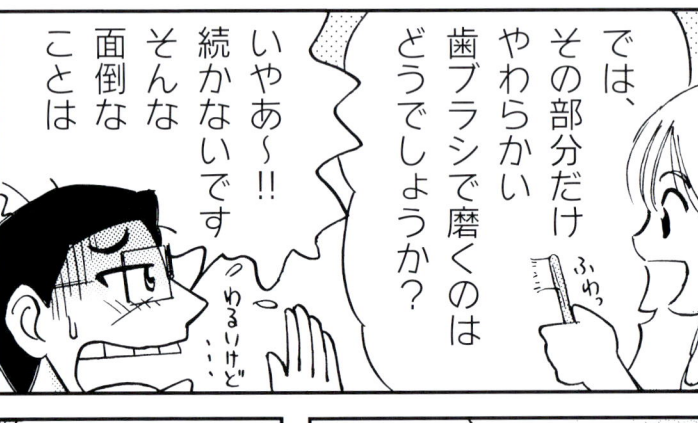

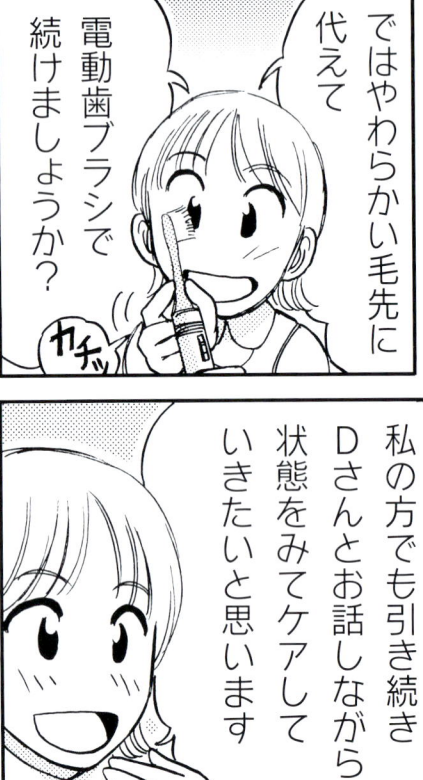

第2部 よくある患者さんとのコミュニケーション10例

拝見したところ知覚過敏という症状です

そこは歯ミガキでも痛いと思うのですがどうされていますか？

痛いので歯ブラシが当たらないようにしてますね

たぶん…

では、その部分だけやわらかい歯ブラシで磨くのはどうでしょうか？

いやぁ～!!続かないですそんな面倒なことは

ではやわらかい毛先に代えて電動歯ブラシで続けましょうか？

あ、それなら大丈夫です！

以前の歯科衛生士さんは、Dさんが負担にならないよう、いろいろ工夫されていたのですね

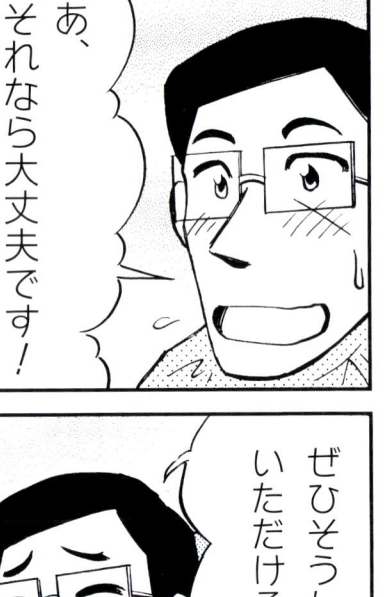

私の方でも引き続きDさんとお話しながら状態をみてケアしていきたいと思います

ぜひそうしていただけるとどうぞお願いします

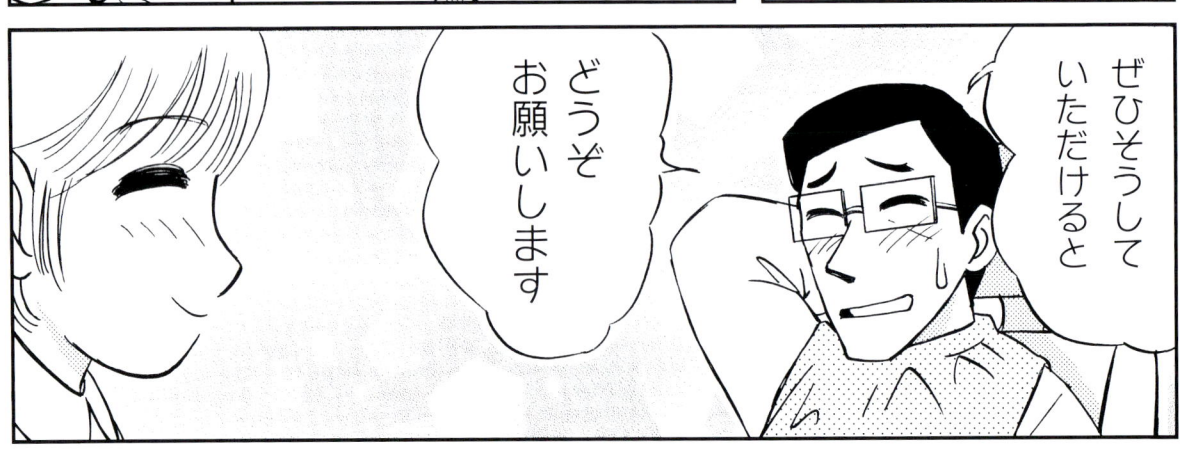

キー・シチュエーション① 明確化による質問法

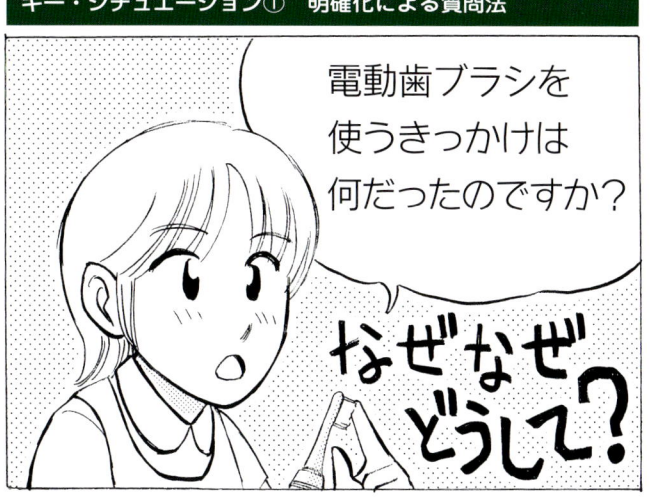

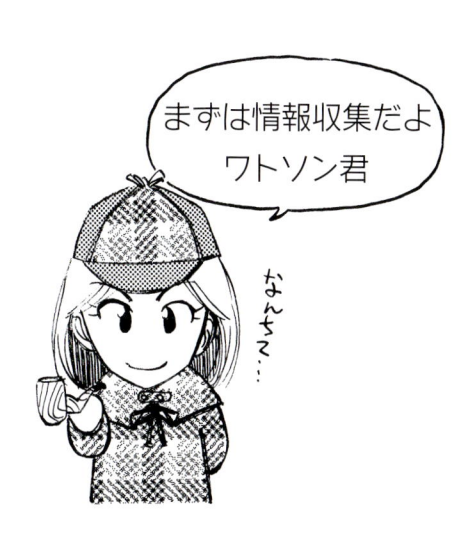

「電動歯ブラシを使うきっかけは何だったのですか?」

なぜなぜどうして?

まずは情報収集だよワトソン君

なんちゃて…

解説

患者さんへのモチベーションでは、患者ー歯科衛生士間で双方的な信頼関係が成立しなくては、患者さんのモチベーションは低下していきます。

信頼関係を築き上げていくためのコミュニケーションを展開するにあたっては、スキルアップ③で学んだ非言語的コミュニケーションを通してラポールの形成（14ページ）をしていくことがまず求められます。信頼関係なくしては、たとえ専門的な立場から歯科学的に正しいことであっても、その思いが100％患者さんに伝わるとは限りません。なぜなら、患者さんは感情や思いをもった人間だからです。

このシミュレーション④の場合は、特に以前の歯科医院の歯科衛生士さんに信頼を寄せていることが想像できます。こうした患者さんの心理を無視して、もし仮に歯周病学的知識を強調する説明だけで患者さんの行動を変えようとしたならば、患者さんの心理に防衛が働きます。患者さんにとっては、それはまるで、以前の歯科衛生士を否定されたといった思いとともに、そこに通院し続けていた自分自身をも否定される

という感覚に陥るからです。信頼関係の構築には、まず患者さんの心理を十分理解し、受容することが大切です。否定的な発言を控え、患者さんとともに進んでいく姿勢や、患者さんを理解しようとする気持ち、受け入れる姿勢がなくては信頼関係は成り立ちません。

シミュレーション④では、知覚過敏の症状が認められたために、歯科衛生士はブラッシング方法を変える必要性を感じました。しかしそのことを直接的に患者さんに伝えなかったのは、一方的な指示によって、さらに患者さんに心理的防衛がはたらくと判断したからでした。

患者さんを理解するにあたって、患者さんからの情報を得る必要があります。そのために、ここではスキルアップ⑥の明確化（19ページ）による質問法を用いて情報を引き出しました（キー・シチュエーション①）。患者さんの回答から、おそらく、以前の歯科衛生士さんもさまざまな手段でTBIを行っていたのだと思います。しかしながら、患者さんの話からも見えるように、口腔ケアに意識が向いているにもかかわらず、面倒だという矛盾が存在しています。以前の歯科衛生士は、そんな患者さん自身のモチベーションの低下を避け、

キー・シチュエーション③　患者さんにあった提案

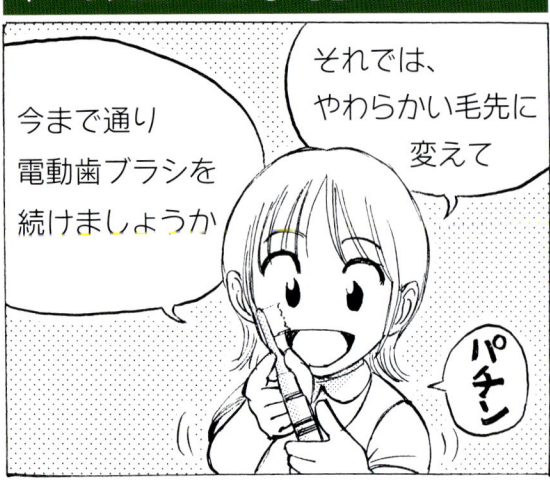

それでは、やわらかい毛先に変えて今まで通り電動歯ブラシを続けましょうか

パチン

キー・シチュエーション②　患者さんの最大のニーズ

僕は面倒くさがりでね、歯みがきも雑だったし…

そんな僕をよく理解してもらっていました。

ストレスの軽減を考慮した上で、まずは電動歯ブラシという手段を選んだことが予測されます。患者さん自身もそのことについては「ありがたかった」と言っています。これが重要なキーワードになっています（キー・シチュエーション②）。これこそが、患者さんが通院する理由の最大のニーズです。患者さんは、この歯科医院でも以前の歯科医院と同じように扱われたいという欲求が存在しています。

それを受け歯科衛生士は、信頼関係構築を最優先に考え、患者さんを尊重し、まずは今までのスタイルを変えることのない、患者さんに合った提案をしました（キー・シチュエーション③）。そして、最後に患者さんに心理的な安心を与えるために、（患者さんが信頼している）以前通院していた歯科衛生士を認め、長期間のケアをしていくにあたって自分も以前と変わりなくDさんを十分理解したご提案をしていく姿勢を示しました（キー・シチュエーション④）。こうした患者さんの心理的な安心は、確実に信頼関係を深めていくことを可能にします。症状をみるだけではなく、患者さんの抱く想いも理解していくことが、コンプライアンス向上にも繋がっていきます。

キー・シチュエーション④　患者さんに心理的な安心を

以前の歯科衛生士さんはDさんのためにいろいろ工夫されていたのですね。

私もDさんと話し合いながら引き続き状態をみてケアしていこうと思います。

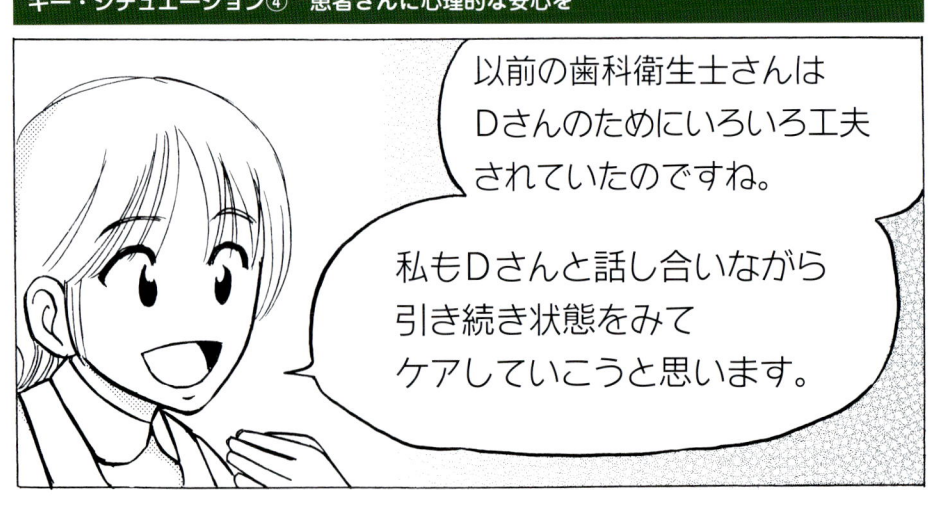

コミュニケーション・シミュレーション⑤

質問を繰り返す患者さん！私、信頼されてないのかしら？

常にメモをとりながら、細かいところまで質問を繰り返したり、何度も確認してくる患者さん……私って、信頼されていないのかしら？　それとも、疑い深い患者さんなのかしら？　こんなふうに感じたことはありませんか？

では、「なぜ患者さんはこのような態度をとるのか」、「こうした患者さんへの対応はどのようにしたらよいのか」といった疑問や問題に対しての、効果的な対応法を解説していくことにしましょう。

患者Eさんは「歯を白くしたい」という主訴で来院しました。口腔内診査からオフィスホワイトニングが実施可能な状態にあり、ホワイトニングに関する説明を受けているところです。

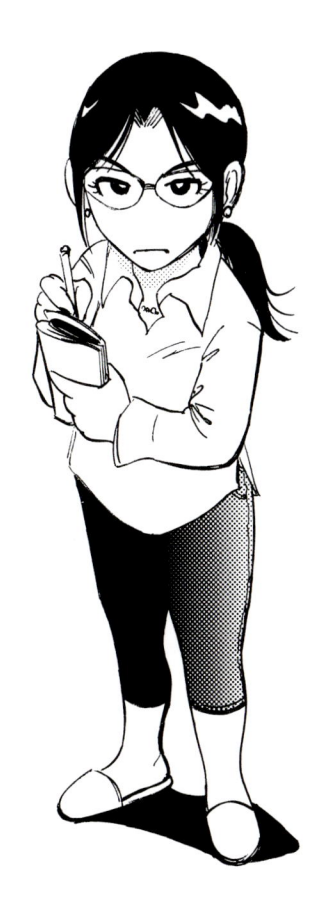

シミュレーション⑤の患者・Eさん紹介

性別　女性
年齢　32歳
職業　教師
人物像　来院目的は「ホワイトニング」であり、初診患者。インターネットで調べて、この歯科医院に決めて来院した。

シミュレーション⑤ before

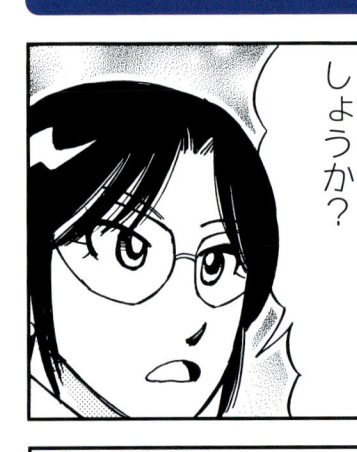

ここまでの説明でご質問などありますか？

まずホワイトニング後、知覚過敏になる人がときどきいるとのことですが、具体的に何割くらいなんでしょうか？

そうですね…まあ、あまり多くはなかったと思いますよ…

では、ホワイトニングは歯の表面が剥がれて浸透するそうですがどこまで浸透するのですか？歯を傷つけることはないのですか？

たしかに薬は歯に浸透するようですが歯を傷つけるという話は聞いたことないですし…とにかく安全なものですよ！

何をもって「安全」と言われているのでしょうか？

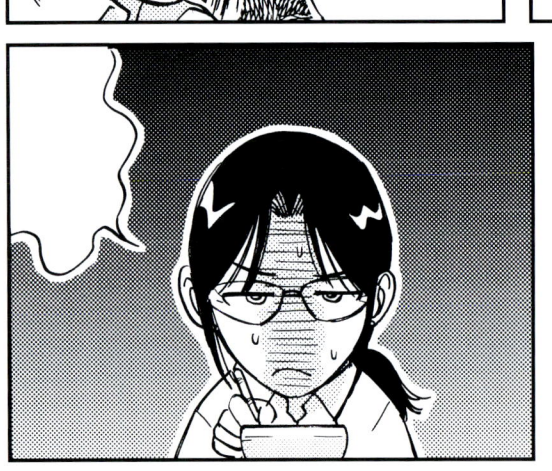

その、今まで患者さんにトラブルも起こっていませんしあまりご心配なさらなくても大丈夫ですよ〜

解説

メモをしっかりとりながら説明を聞き、質問の多い患者さん。

こうした行動傾向の患者さんは、自ら十分に理解・納得した上で意思決定したいという思いが強い患者さんである場合が多いです。それだけに、相手（歯科衛生士）の言葉には非常に敏感で、内容の一部始終までも意識しません。さらに、細かい内容にまでも聞き漏らしません。さらに、細かい内容にまでも意識が向き、すべてを把握・理解したい思いから質問が多くなります。こうした患者さんは、あいまいな発言は好みません。データベースや客観性のある事実に基づいたしっかりとした説明にのみ、納得してくれます。

シミュレーション⑤の患者さんは、「知覚過敏になる人は全体のどのくらいの割合ですか？」という質問をしています。それに対して歯科衛生士は「あまり多くないと思いますよ」と答えました。この言い回しに患者さんは敏感に反応します。頭の中では「あまり多くないとは、実際にはどのくらいの人数を意味しているのか？」などと考えています。

また、ホワイトニング薬が歯にどのくら

い浸透していくのか、歯には悪影響を及ぼさないのかという質問に対しても、歯科衛生士の回答はあいまいなものでした。最後に患者さんは、質問するのを止め、険しい表情に変わってしまいました。こんな患者さんには、どのようなコミュニケーションをしていけばいいのでしょうか？

それでは、afterを見てみましょう。

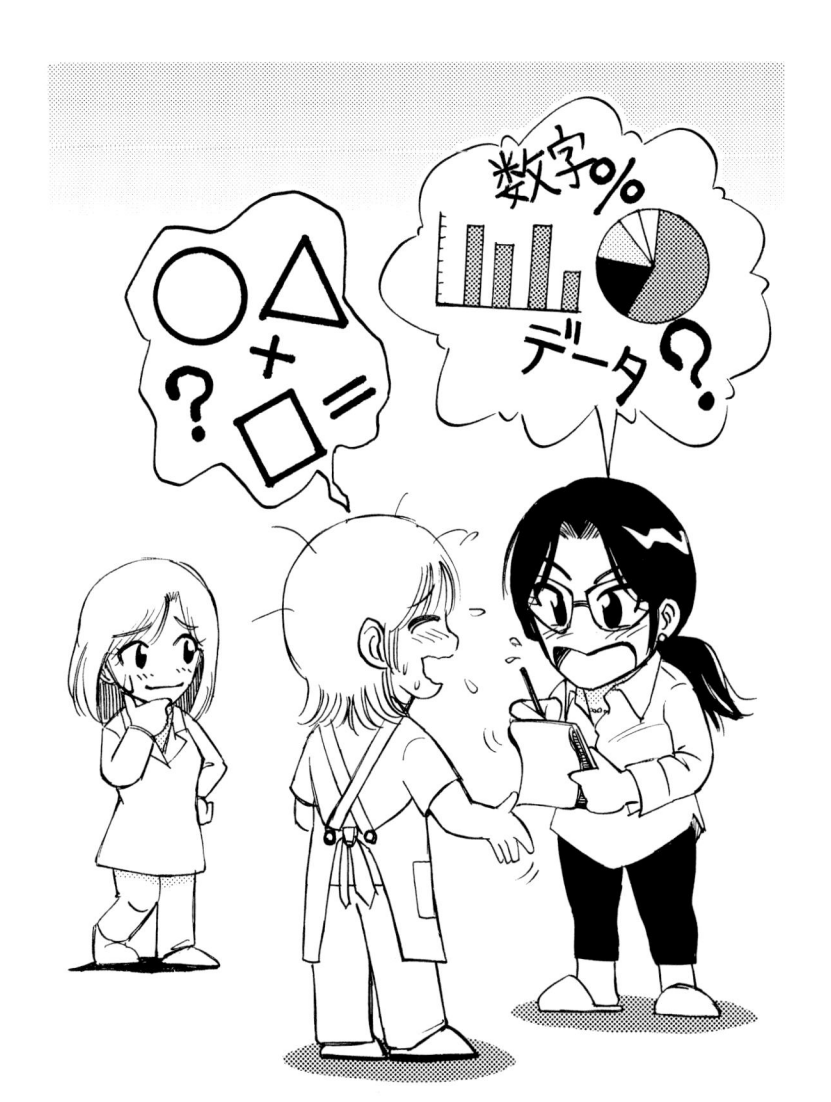

シミュレーション⑤　after

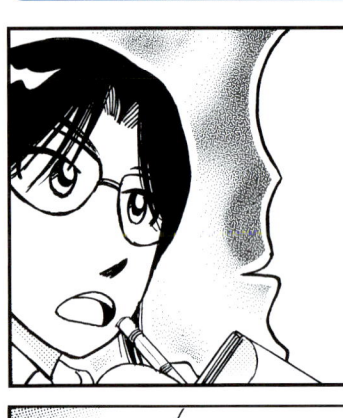

ここまでの説明でご質問などありますか？

ホワイトニング後、知覚過敏になる人がときどきいるとのことですが、具体的に何割くらいなんでしょうか？

こちらのクリニックでは3割くらいですね

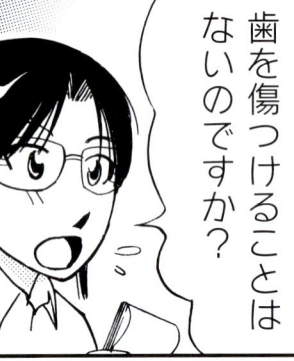

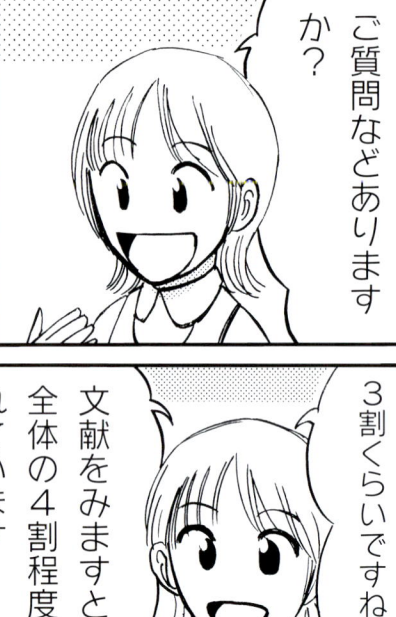

文献をみますと全体の4割程度と言われています

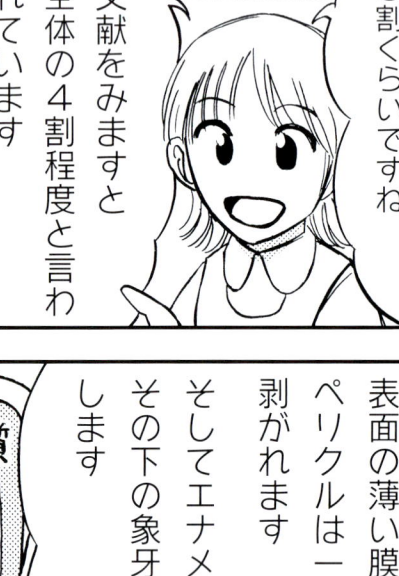

あと、歯の表面が剥がれてホワイトニングが浸透するそうですが、どこまで浸透するのですか？歯を傷つけることはないのですか？

ホワイトニングによって表面の薄い膜ペリクルは一時的に剥がれます
そしてエナメル質、その下の象牙質まで浸透します

ペリクル
エナメル質
象牙質

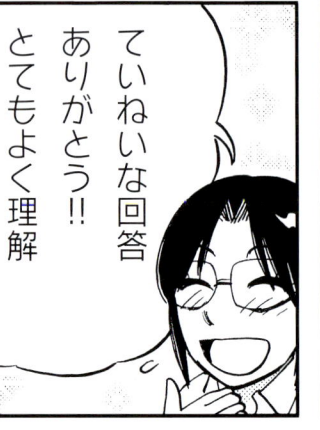

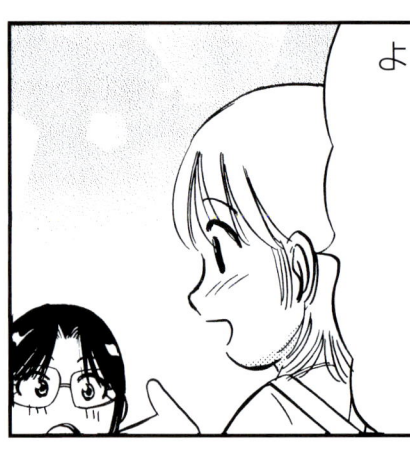

成分は過酸化水素でオキシドールなど消毒薬として広く使用され、害はまったくありません

ホワイトニングの歴史も15年くらいになりますが今のところ危険性を指摘された報告はありませんよ

ていねいな回答ありがとう!!
とてもよく理解できたわ

解説

歯科衛生士の話の詳細に意識を向け、さらに質問の多い患者さんは、客観的かつ正確な情報を求めてきます。そんな患者さんには、エビデンス（科学的根拠）に基づいたデータや文献を示すことで、動機が高まります。

また、あいまいな発言を嫌いますので、わからないことがあったら「その件に関しては、正直なところわかりませんので、次回までに調べてご報告させていただきます」と、事実を正直に述べるほうが、こちらに対する信頼が高まります。

患者さんが質問を繰り返したり、確認が多いということは、患者さん自らで内容を把握・理解したいという意識が高いからです。このことを理解した上で、患者さんへの対応を試みてください。きっと今までとは違う心地よい関係性が生まれます。

コラム　人への苦手意識から解放されましょう！

　人と人との関係の中で、何となくこのタイプの人は苦手……と感じたことはありませんか？　実は、人との関係の中でさまざまな心理的な現象が生じているのです。その一例をご紹介しましょう。

　そもそも人は、五感から記憶された情報から、いまここでそれを再現することが多々あります。たとえば、むかし大好きだった曲がラジオから流れてきたとします。すると、「わぁ～、懐かしい！　あの時はよかったなぁ……」などと、その当時のさまざまな懐かしい思い出が蘇ってきたりします。そのときの出来事を再現しながら、当時の気持ち、そのときの感覚が、あたかもそのときの自分になったかのように蘇ります。これは、五感の中の聴覚（ラジオから流れる懐かしい曲を聴く）から、過去（懐かしい時代）を再現しているのです。

　この他にも、早朝、窓を開けたときの冷たく澄み切った空気を肌に感じて（触覚）、以前山でキャンプをしたときのことを思い出したり、春に咲くジンチョウゲの香り（嗅覚）を通して、かつて遊んだ庭先を思い出したり……。過去に五感で体験した記憶が、いまそれと同じように感じられた瞬間、過去の体験が鮮明に蘇ってくるのです。

　実は、人間関係においても同じような現象が生じます。

　たとえば、かつて自分に意地悪をした人がいたとします。いま目の前にいる人が、その人（過去の人）の声のトーンと似ている、仕草が似ている、言動が似ているといったことから、あたかもいま目の前にいる人を過去の意地悪な人と同じように感じる場合があります。すると心の防衛がはたらき、その人を危険人物であるとキャッチして、苦手意識が生じてしまう、といったことがおこるのです。

　こうした苦手意識から解放するためには、「いま目の前にいる人は、過去の意地悪な人とは同一人物ではなく、過去のような意地悪な人ではない」ということを意識することが大切です。

コミュニケーション・シミュレーション⑥

こちらの指示に従ってくれる患者さん！でも、本当に大丈夫？

発言も控えめで、TBIに関しても、常にこちらの指示に従ってくれる患者さん。「この患者さんは大丈夫、何も問題のない患者さんだわ」……そう思って安心していませんか？　患者さんのコンプライアンス、本当に保たれているのでしょうか？　安心しきっていたはずの患者さんが、いつの間にかキャンセル。そういえばあの患者さん、いつの間にか来院しなくなってしまった……そんな経験はありませんか？「絶対に大丈夫！」なんて、実はありえないというのが現実です。シミュレーション⑥では、そうした大丈夫と思っていた患者さんに対してのフォロー、つまりドロップアウトを招かないためのコミュニケーションスキルを身につけていくことにしましょう。

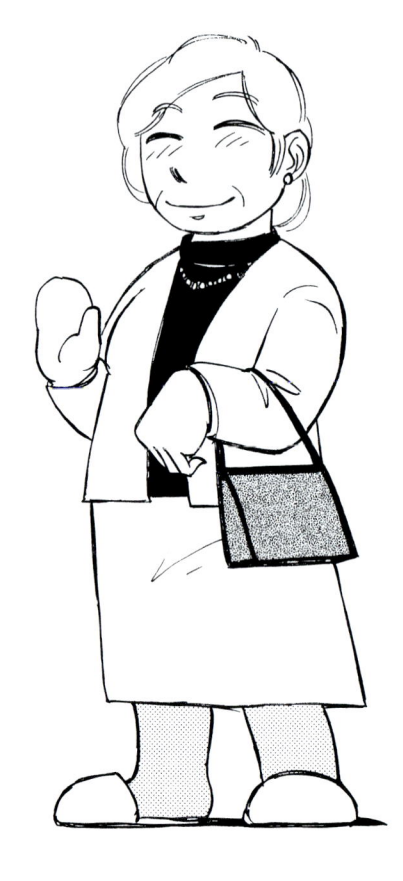

シミュレーション⑥の患者・Fさん紹介

性別　女性

年齢　63歳

職業　専業主婦

人物像　通院歴5年。予約日には必ず来院する。いつもほがらかで、待合室が混雑し予約時間を大幅に過ぎても、不満を言うことなく忍耐強く待ってくれる。デンタルフロス・歯間ブラシを追加するなど、こちらの指示には忠実に従ってくれる。歯科衛生士にとっては優等生の患者さん。

シミュレーション⑥ before

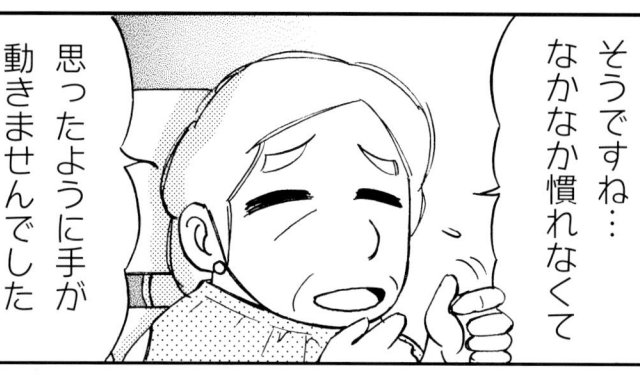

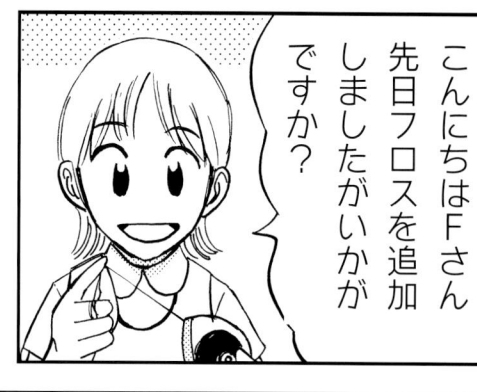

こんにちはFさん 先日フロスを追加しましたがいかがですか？

そんなー。大丈夫ですよ Fさんは努力家ですからすぐ慣れますよ

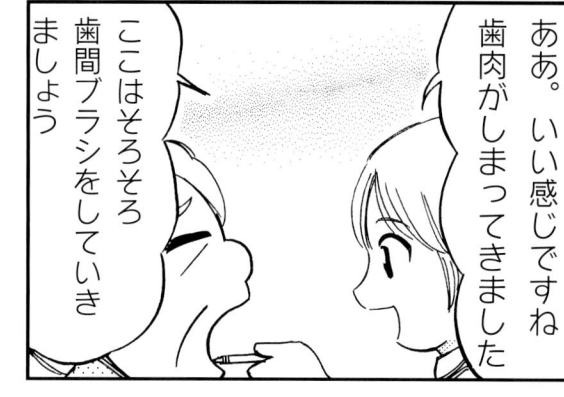

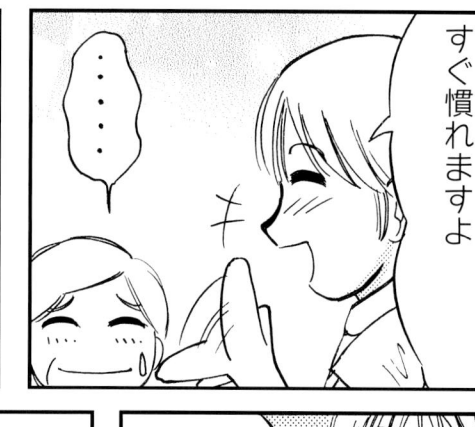

......

ここをこうやって... ちょっとご自分でやってみましょうか

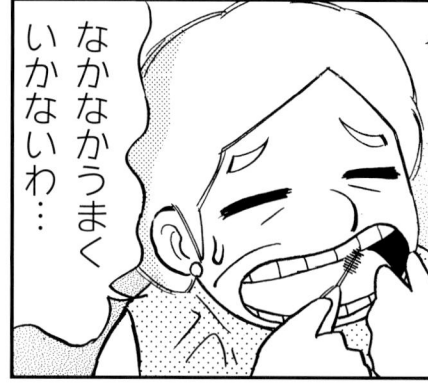

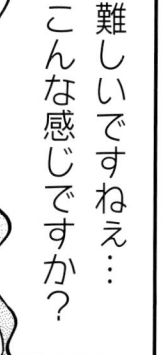

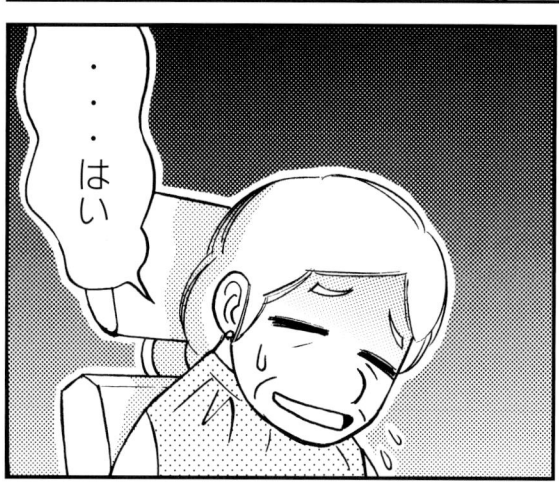

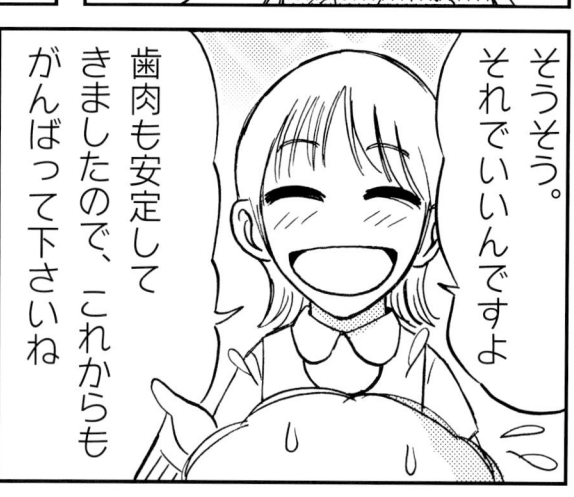

そうそう。それでいいんですよ 歯肉も安定してきましたので、これからもがんばって下さいね

そうですね...なかなか慣れなくて

思ったように手が動きませんでした

ああ。いい感じですね 歯肉がしまってきました

ここはそろそろ歯間ブラシをしていきましょう

難しいですねぇ...こんな感じですか？

なかなかうまくいかないわ...

....はい

解説

がんばりやのFさん、きっとまた歯科衛生士の指示に従ってがんばり続けるかもしれません。しかし、このがんばりは永久に続くのでしょうか？

人の動機は必ず低下していくものです。特に、その動機が低下したにも関わらず、「やらなくてはいけない」といった概念にとらわれて、強迫的に自分を追い込んでしまったとき、人は大きなストレスを生み出します。

Fさんのような行動傾向にある患者さんの場合、そうした状況下に追い詰められると、静かにドロップアウトの道を歩む可能性があります。

積極的に発言する患者さんはその苦痛を訴えてきますが、Fさんのように不満を言わずじっと耐えて従ってくれる患者さんは、心の中でさまざまな葛藤を引き起こしても表面に出すことがあまりありません。

よく洞察していくと、言語よりもむしろ表情や声のトーン（元気のなさや声のトーンが落ちる）から読み取るメッセージが、Fさんの訴えそのものになっています。Fさんの場合、最後の方では「はい」と返事

はしているものの、うつむきながら表情が暗くなっているところに、大きなメッセージが存在しています（キー・シチュエーション①）。意識的には、すでにドロップアウトへの道を進んでいるといっても過言ではありません。そうした状況の延長線に、「予約をキャンセルする→静かに医院を去って行く」、そんな行動が予測されます。

そのような事態を招かないためにも、普段からFさんの心理状態を理解してフォローをしていくことが大切です。

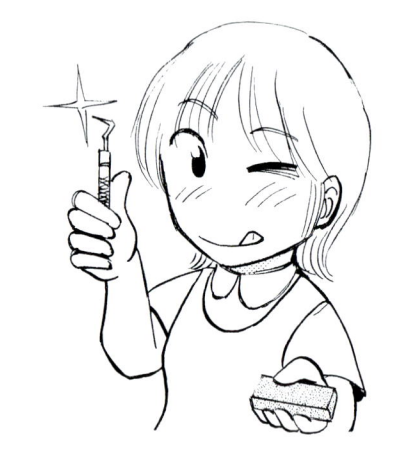

では、**after**に移りましょう。

キー・シチュエーション①　表情や声のトーンから読み取れる患者さんのメッセージ

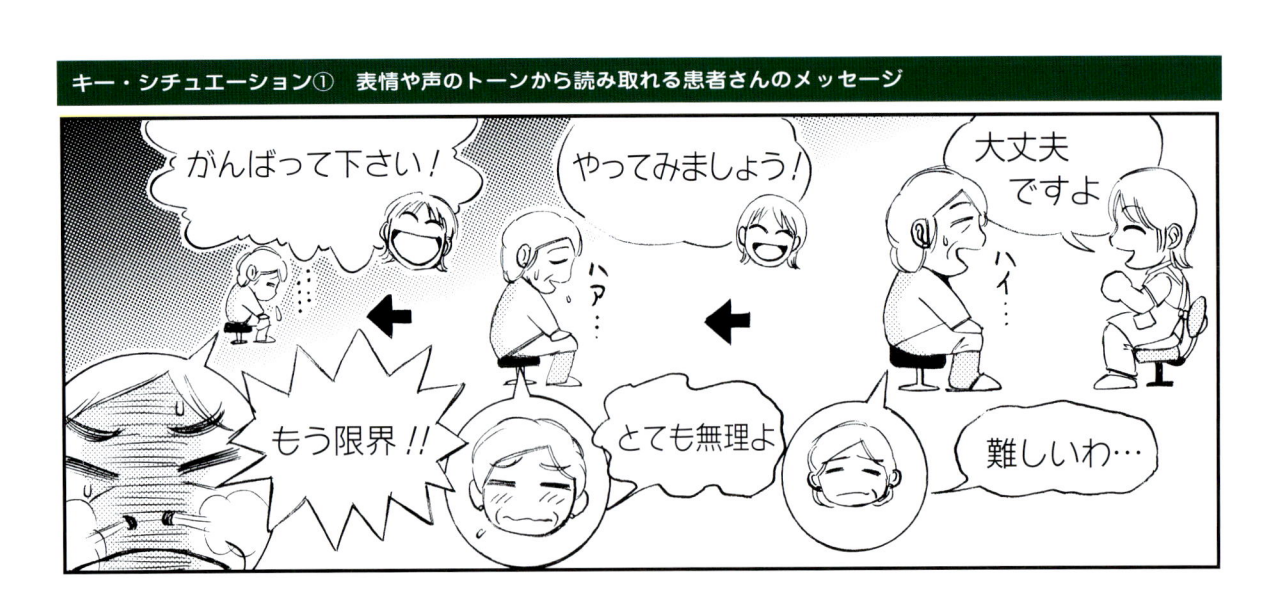

シミュレーション⑥ after

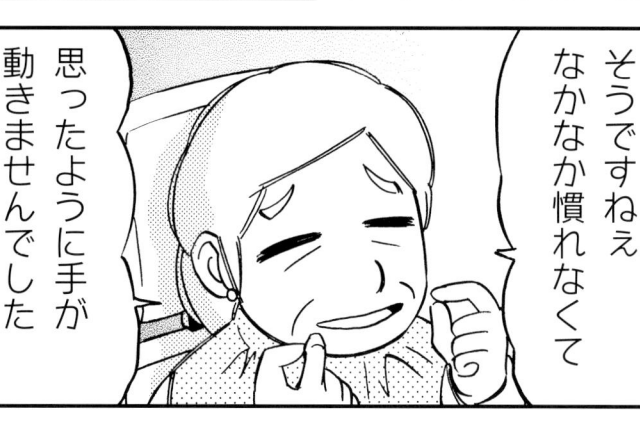

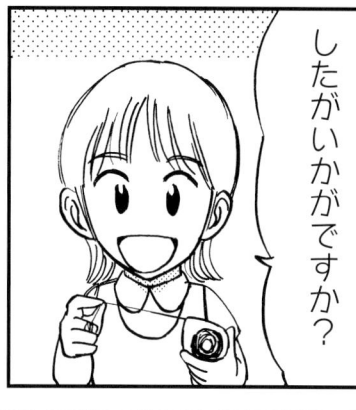

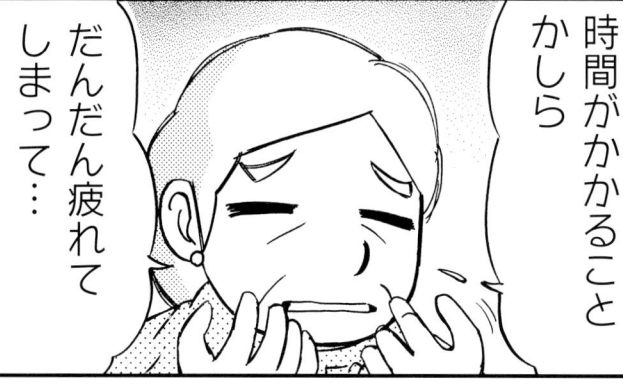

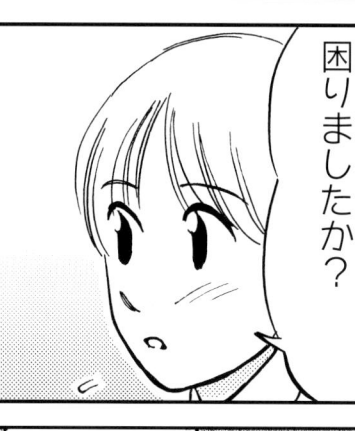

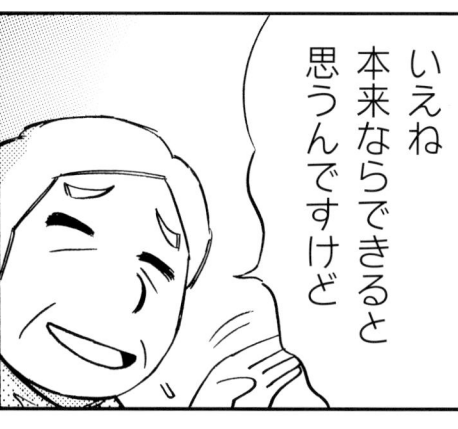

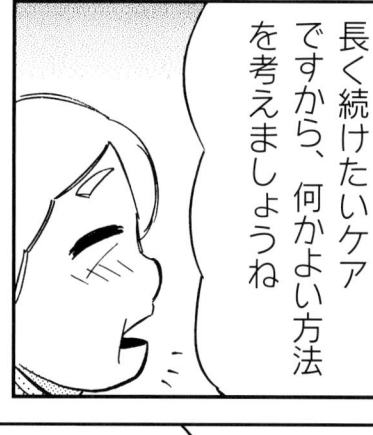

こんにちはFさん 先日フロスを追加しましたがいかがですか？

フロスを使ってみてどのようなことが困りましたか？

そうですねぇ なかなか慣れなくて 思ったように手が動きませんでした

時間がかかることかしら だんだん疲れてしまって…

それは大変でしたね 長く続けたいケアですから、何かよい方法を考えましょうね

いえね 本来ならできると思うんですけど

実は今、娘が出産で帰ってきてるんです 上の孫の世話もみなくっちゃならなくて… これがまたヤンチャで大変なんですよ

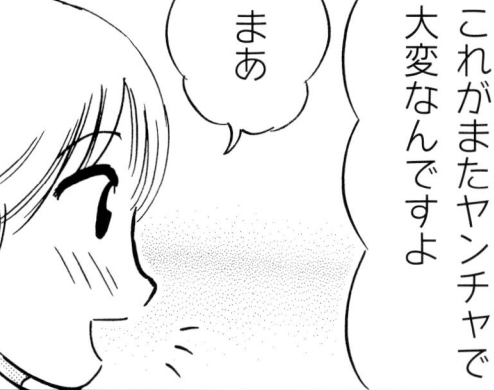

まあ

それはおめでとうございます

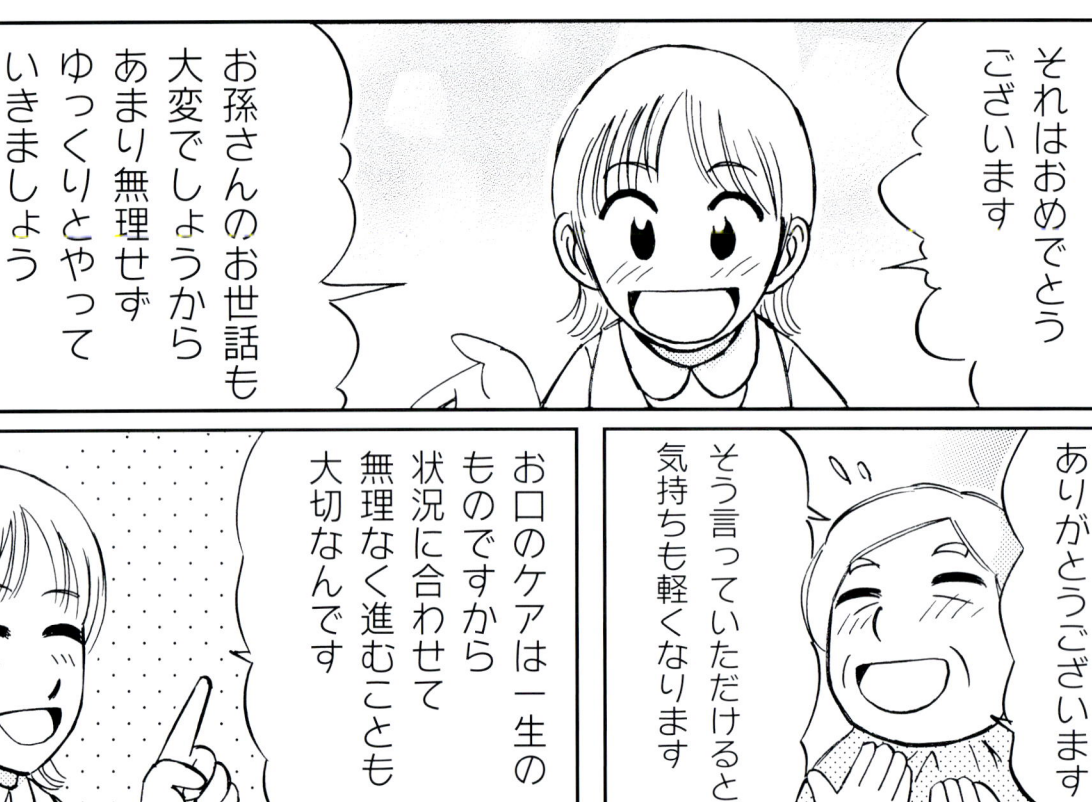

お孫さんのお世話も大変でしょうからあまり無理せずゆっくりとやっていきましょう

ありがとうございます

そう言っていただけると気持ちも軽くなります

お口のケアは一生のものですから状況に合わせて無理なく進むことも大切なんです

ところでこの部分ですが歯肉もだいぶ安定してきているので歯ブラシの時、ちょっと意識してみて下さい

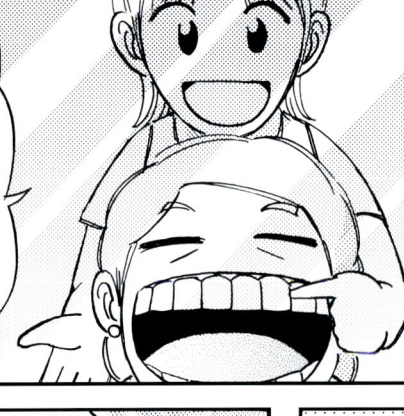

Fさんの状況が落ち着きましたら他の方法での清掃もご提案できますので

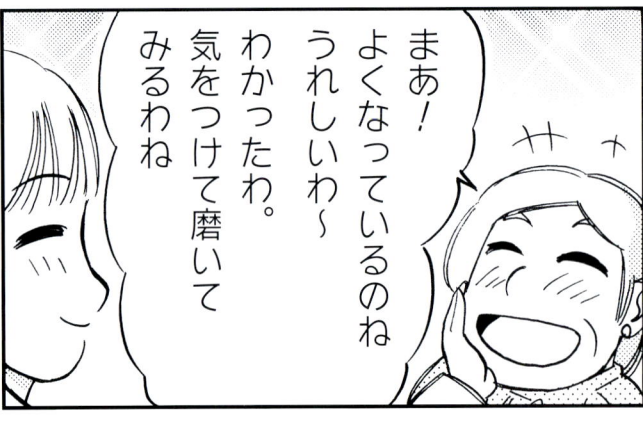

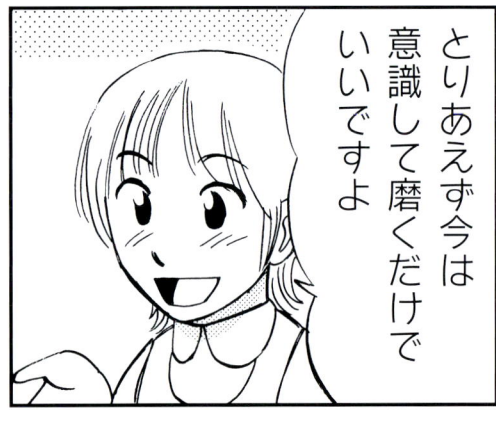

とりあえず今は意識して磨くだけでいいですよ

まあ！よくなっているのねうれしいわ〜わかったわ。気をつけて磨いてみるわね

解説

いかがですか？ beforeと比べるとコミュニケーションが明るい方向へ進んでいるのがご理解していただけたでしょうか？ ここでのポイントは、「患者さんに寄り添ってともに進んでいく姿勢」です。

そのためには、患者さんの困っていることについて情報収集をした上で、支援の姿勢を示していくことが求められます。スキルアップ⑥で学んだ明確化（☞19ページ）の質問法により、患者さんが困っていることは具体的に何なのかという情報を得ました（キー・シチュエーション②）。

さらに、患者さんの回答（苦痛）に対して労いの言葉をかけました。これは、スキルアップ⑥の反映（☞20ページ）の応用です（キー・シチュエーション③）。

そして、サポートとして「私はあなたを見捨てませんよ」というメッセージを送っています（キー・シチュエーション④）。こちらの指示に従って、本意とは逆にがんばり続ける患者さんの多くは、途中で投げ出されることへの不安、見捨てられることへの不安を抱いていくことが少なくありません。患者さんと共に進んでいく姿勢は、患者さんにとって安心感を与えます。

さらに、状況に応じて段階的に進むメッセージ（キー・シチュエーション⑤）は、患者さんの気分を楽にしていく効果があります。この患者さんの場合、本質的には真面目に行動する患者さんなので、この言葉によってコンプライアンスが低下することはありません。

そしてもうひとつ重要な点があります。

キー・シチュエーション② 困っていることの明確化

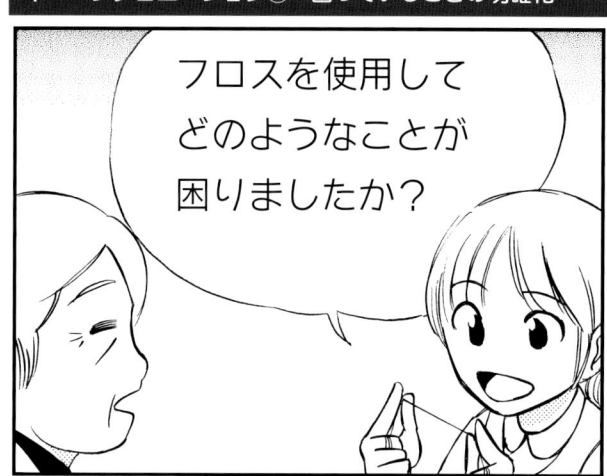

「フロスを使用してどのようなことが困りましたか？」

キー・シチュエーション③ 反映の応用

「それは大変でしたね よくがんばって下さいました。」

キー・シチュエーション④ 患者さんへの配慮

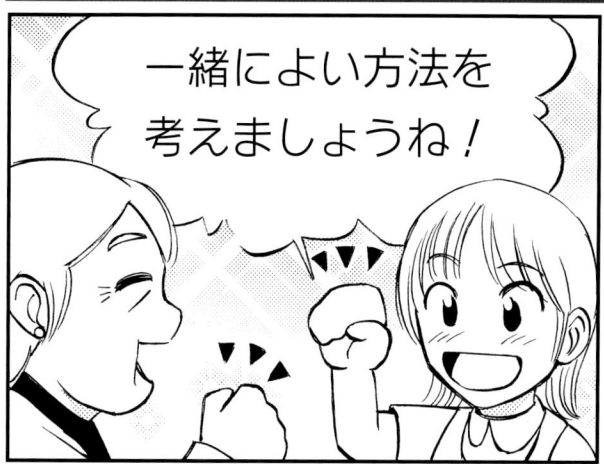

「一緒によい方法を考えましょうね！」

第2部　よくある患者さんとのコミュニケーション10例

キー・シチュエーション⑤　患者さんの気分を楽に

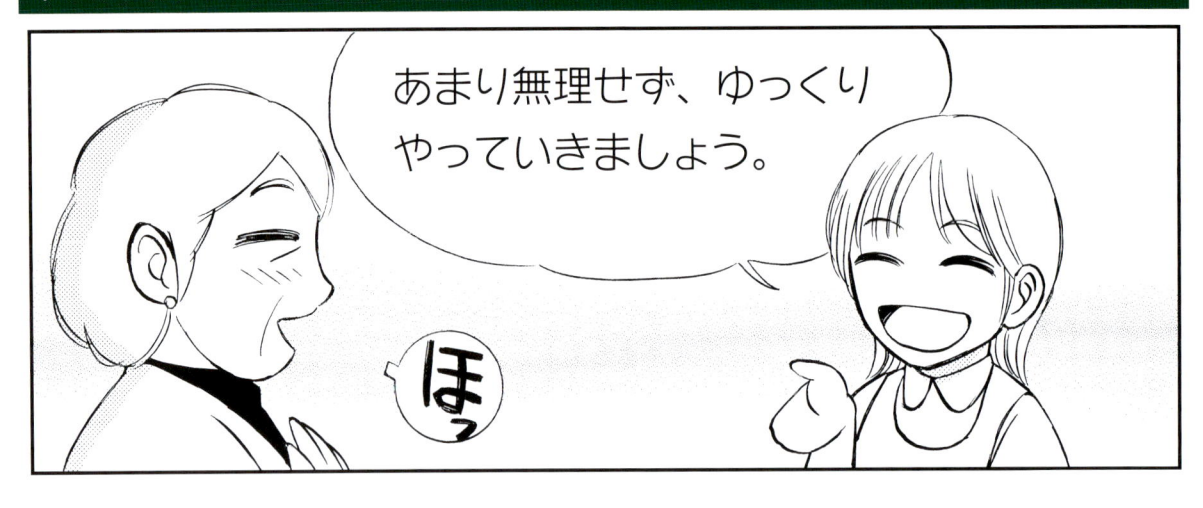

あまり無理せず、ゆっくりやっていきましょう。

ほっ

キー・シチュエーション⑥　ストレスのない動機づけ

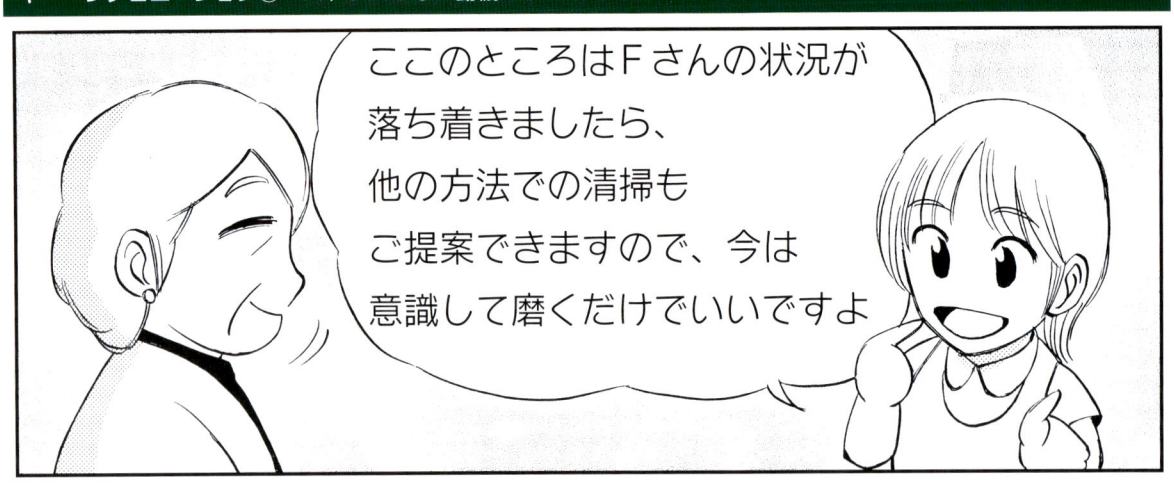

ここのところはFさんの状況が落ち着きましたら、他の方法での清掃もご提案できますので、今は意識して磨くだけでいいですよ

じっくり

afterでは、歯肉が改善してきたことを示しながら、患者さんにとってストレスのない意識づけをしました（キー・シチュエーション⑥）。この方法は、無理なく自然に患者さんのモチベーションを高めていくことにつながります。

シミュレーション⑥のような、こちらの指示に従ってくれる優等生の患者さんとのコミュニケーションの場合、その表情を洞察し、そこから感じるメッセージを十分に理解していくことが望まれます。そうすることで、より効果的なモチベーションに展開していくことになるでしょう。

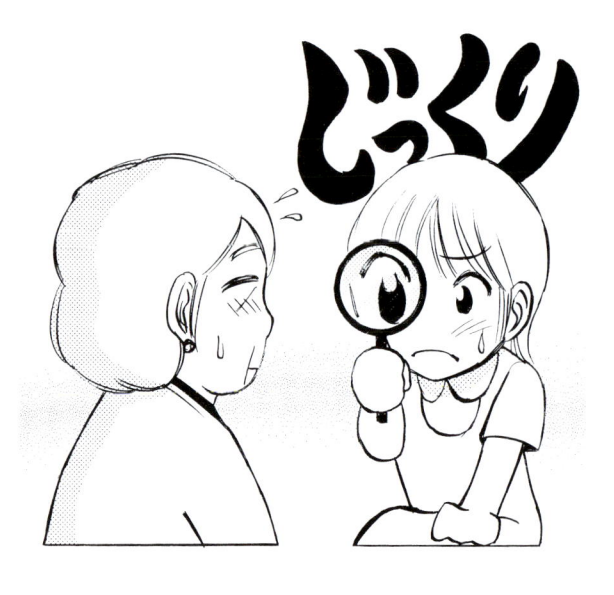

58

マンガで学べる　パワーアップ！　デンタル・コミュニケーション

コミュニケーション・シミュレーション⑦

状況に応じた
コミュニケーションの流れをつくろう！

マニュアル的なコミュニケーションになっていませんか？
シミュレーション⑦で検討するコミュニケーションは、主治医の前では絶大なる信頼を示す患者Gさんとのやりとりです。Gさんは仕事に追われ出張も多く、多忙な毎日を送っているようです。主治医のすすめで口腔ケアを受診することになり、歯科衛生士が担当することになりました。数回の通院を経過して、徐々に患者さんのようすが変わってきました。いったい、何が起こったのでしょうか？

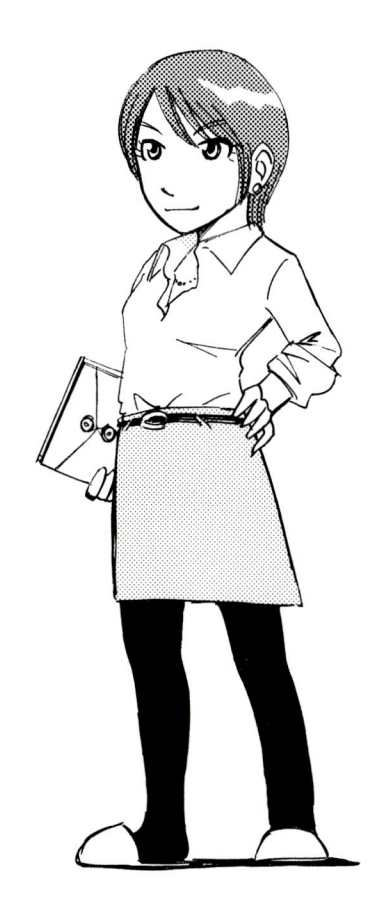

シミュレーション⑦の患者・Gさん紹介
性別　女性
年齢　30歳代
職業　キャリアウーマン
患者さんの通院歴　これまで数回の来院。院長の前では絶大なる信頼を示している。歯科衛生士による口腔ケアを受診し始めた。

シミュレーション⑦　before

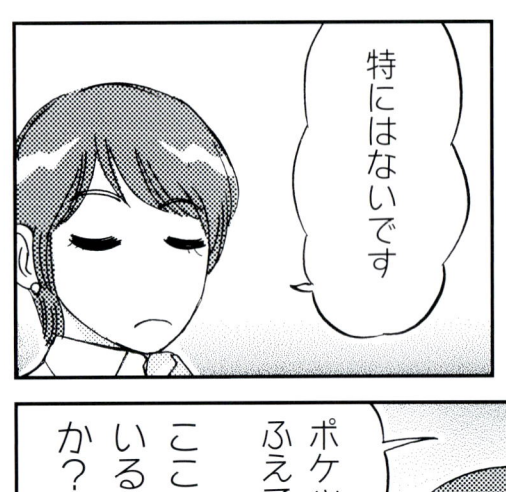

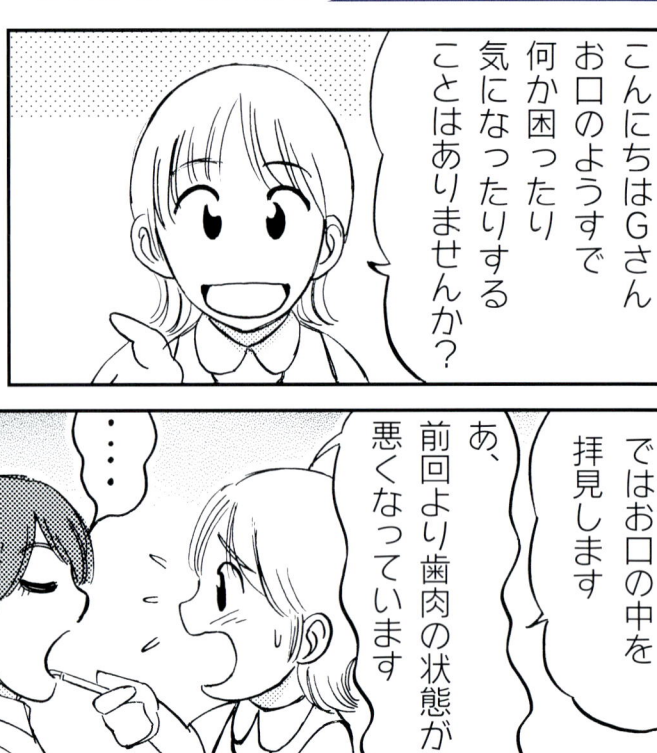

こんにちはGさん
お口のようすで
何か困ったり
気になったりする
ことはありませんか？

特にはないです

ではお口の中を
拝見します

あ、
前回より歯肉の状態が
悪くなっています

ポケットも4mmに
ふえているし
ここの歯肉が腫れて
いるのもわかりますか？

では本日も
お口のケアの後
この部分のブラシの仕方
をやってみましょう
ブラッシングの指導は
結構です！

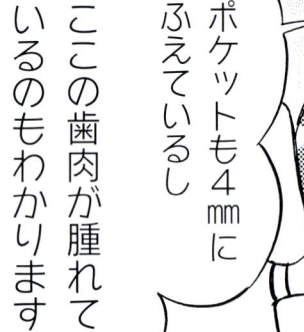

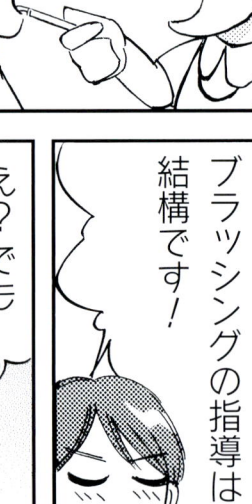

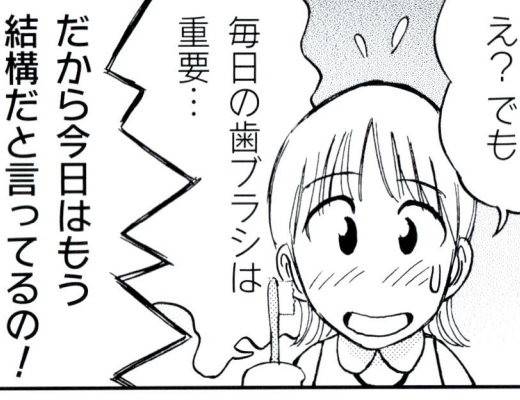

え？でも
毎日の歯ブラシは
重要…
だから今日はもう
結構だと言ってるの！

ブラッシングが大事なのは
わかってるわ！
仕事が忙しくて歯ミガキ
どころじゃないのよ！
ケアしてもらえると思った
から通っているのに、
結局自分でやらなきゃ
ならないわけ？
私には時間がないのよ！

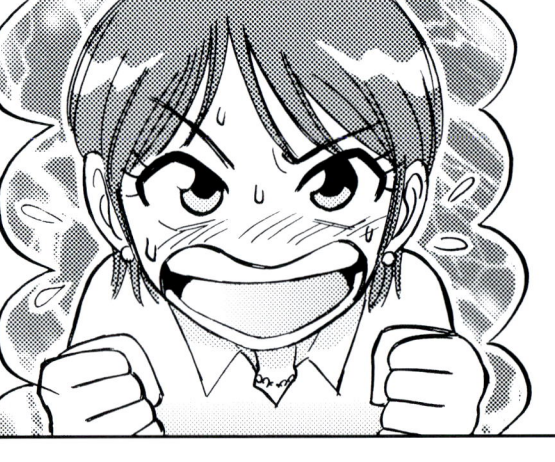

マンガで学べる　パワーアップ！　デンタル・コミュニケーション

Gさんのお口の状態はせっかくよくなってきているのに…

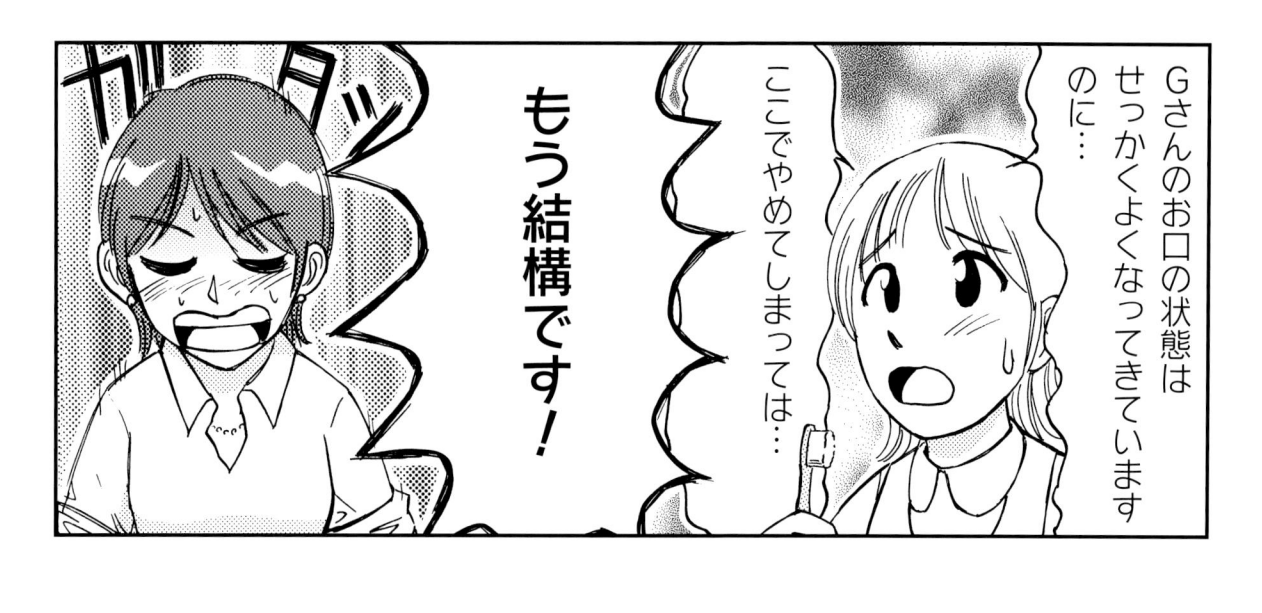

ここでやめてしまっては…

もう結構です！

解説

こんな患者さんに遭遇したら、あなたならどうされますか？
患者さんの不満は「ブラッシング指導に対してなのでしょうか？　患者さんの訴える事柄だけでは判断できない患者さんの心の状態があります。
このシミュレーション⑦では、ただ単にブラッシング指導への不満だけではなく、もっと深い理由が、他にも存在しているような気がします。
では、この患者さんの心理状態を理解していくために、対応やコミュニケーションについて触れていくことにしましょう。
ここではまず、「特にはないです」「……」

といった患者さんの言動に焦点を当てましょう。いつもと変わりなくブラッシングをしているので問題はないという意味で「特にはない」と言っているのか、モチベーションが下がった状態からくる無関心という意味で「特に問題ない」と言っているのかを見分ける必要があります。
シミュレーション⑦の場合は、後者です。これは、その次の歯科衛生士の発言に対して「無言」という態度から想像できます（非言語的メッセージから伝わるコミュニケーション）。
患者さんの心理状態を理解するためには、この時点で、患者さんの状態をキャッチして、コミュニケーションの流れを患者主体型に変えていくことが望まれます。

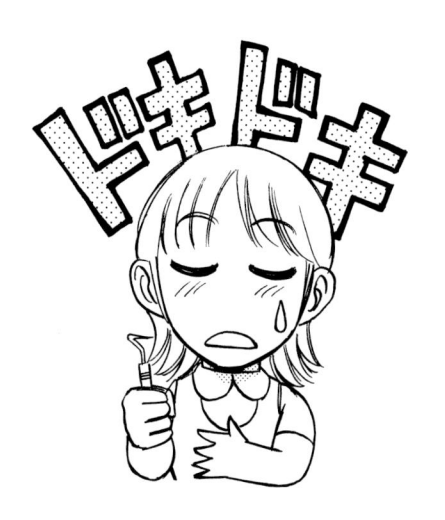

61

第2部 よくある患者さんとのコミュニケーション10例

シミュレーション⑦　after

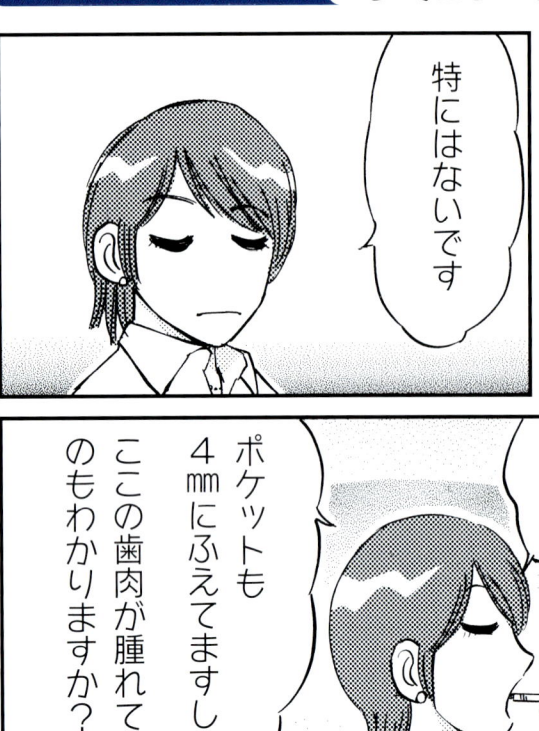

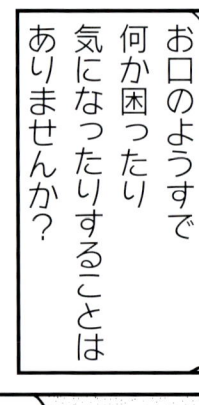

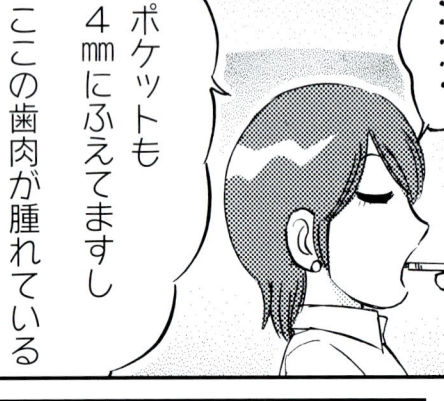

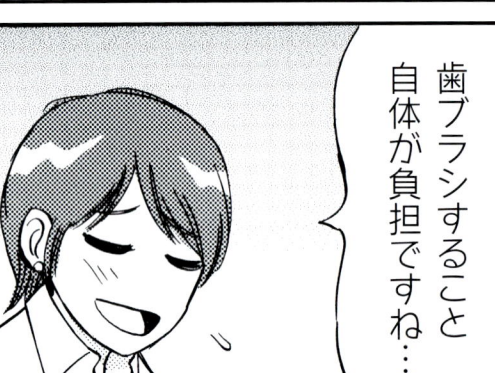

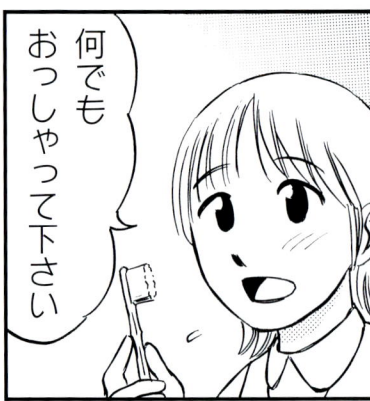

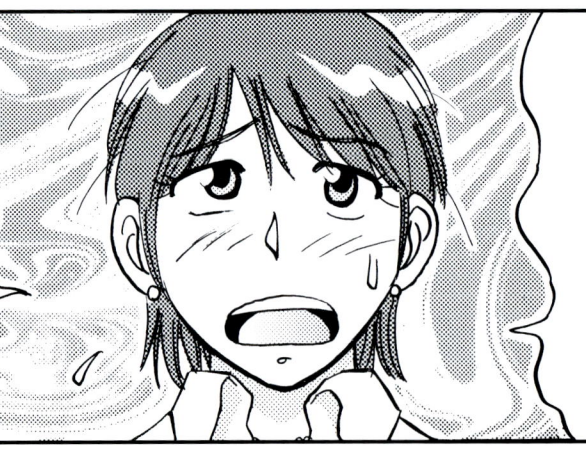

こんにちはGさん

お口のようすで何か困ったり気になったりすることはありませんか？

特にはないです

ではお口の中を拝見します

少し歯肉の状態が悪くなっているようですね

……

ポケットも4mmにふえてますしここの歯肉が腫れているのもわかりますか？

歯ブラシに関して何か困ったことはありませんでしたか？

何でもおっしゃって下さい

歯ブラシすること自体が負担ですね…

以前にも増して多忙な毎日です疲れて帰宅すると化粧も落とさず寝てしまうこともしばしば…

正直、歯ブラシに気を遣う余裕がないのが現状です

62

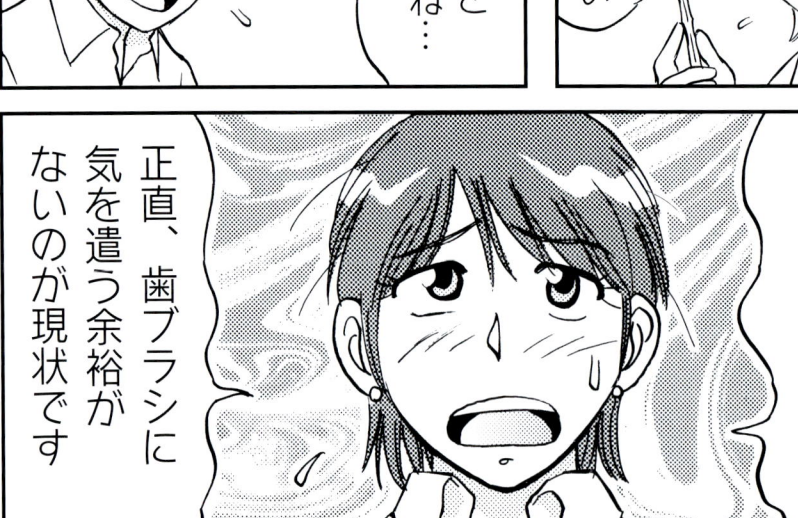

解説

患者さんは、毎日の歯ブラシが重要であることは十分に理解しています。しかし、患者さんには患者さんの理由があり、頭で理解できていても行動できないことへの葛藤も生じています。その状況で、「歯ブラシをがんばりましょう！」と言っても、患者さんは苦しいばかりです。

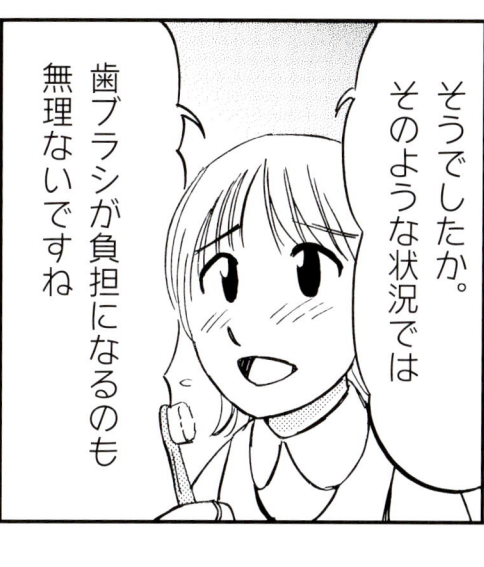

ここでのコミュニケーションのポイントは、口腔内から読み取れる変化（歯肉の状態が悪くなっている）から、「患者さんに何が起こったのか？」の情報を得るための効果的な質問を投げかけることです。スキルアップ⑥で学んだ明確化（☞19ページ）を取り入れましょう（キー・シチュエーション①）。

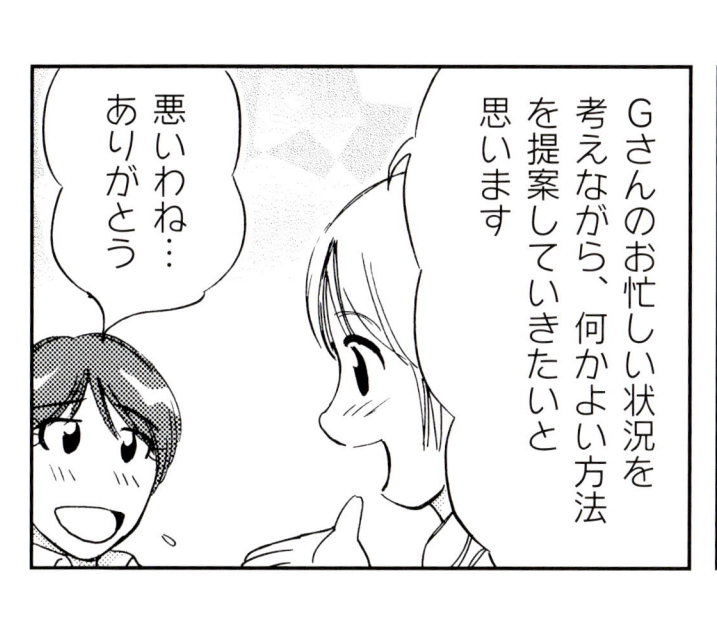

さらに、患者さんの思いを共感することが大切です。スキルアップ⑥で学んだ反映（☞20ページ）です（キー・シチュエーション②）。

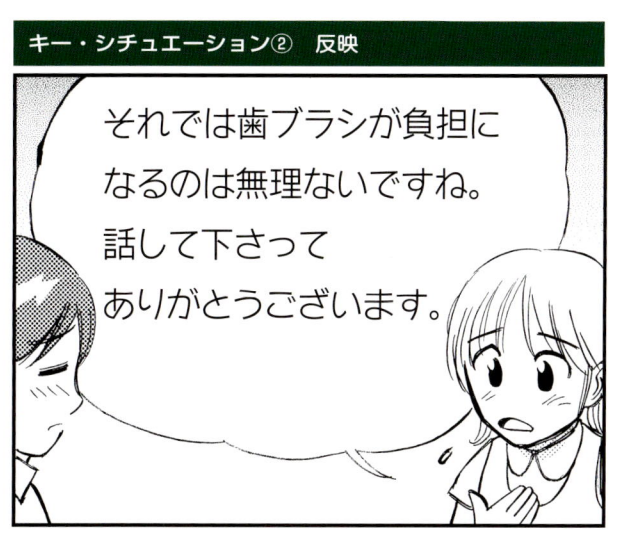

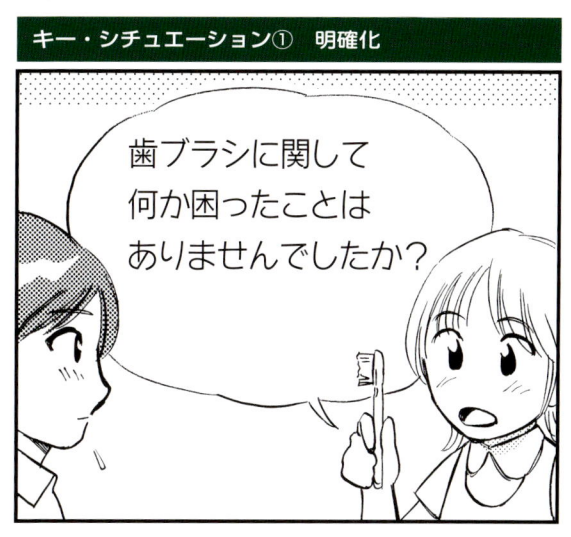

そして、そうした状況の中で、プロフェッショナルとして問題解決していきます（キー・シチュエーション③）。このシミュレーション⑦では、「今はお仕事を優先して、その分、こちらでケアしていきま

キー・シチュエーション①　明確化

歯ブラシに関して何か困ったことはありませんでしたか？

キー・シチュエーション②　反映

それでは歯ブラシが負担になるのは無理ないですね。話して下さってありがとうございます。

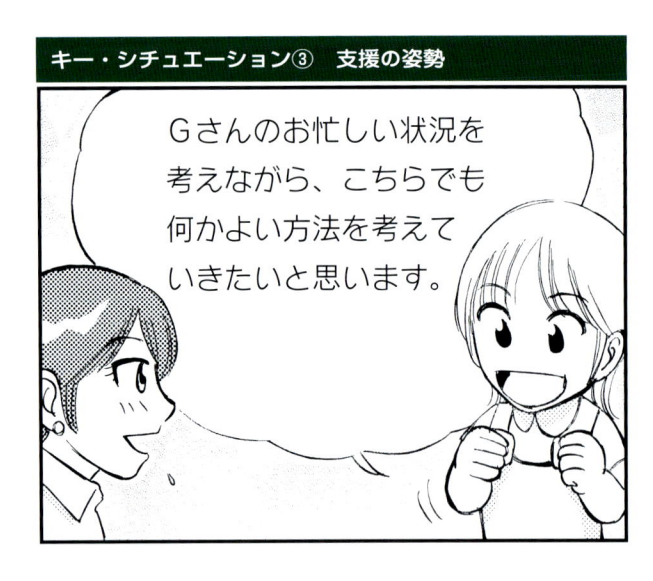

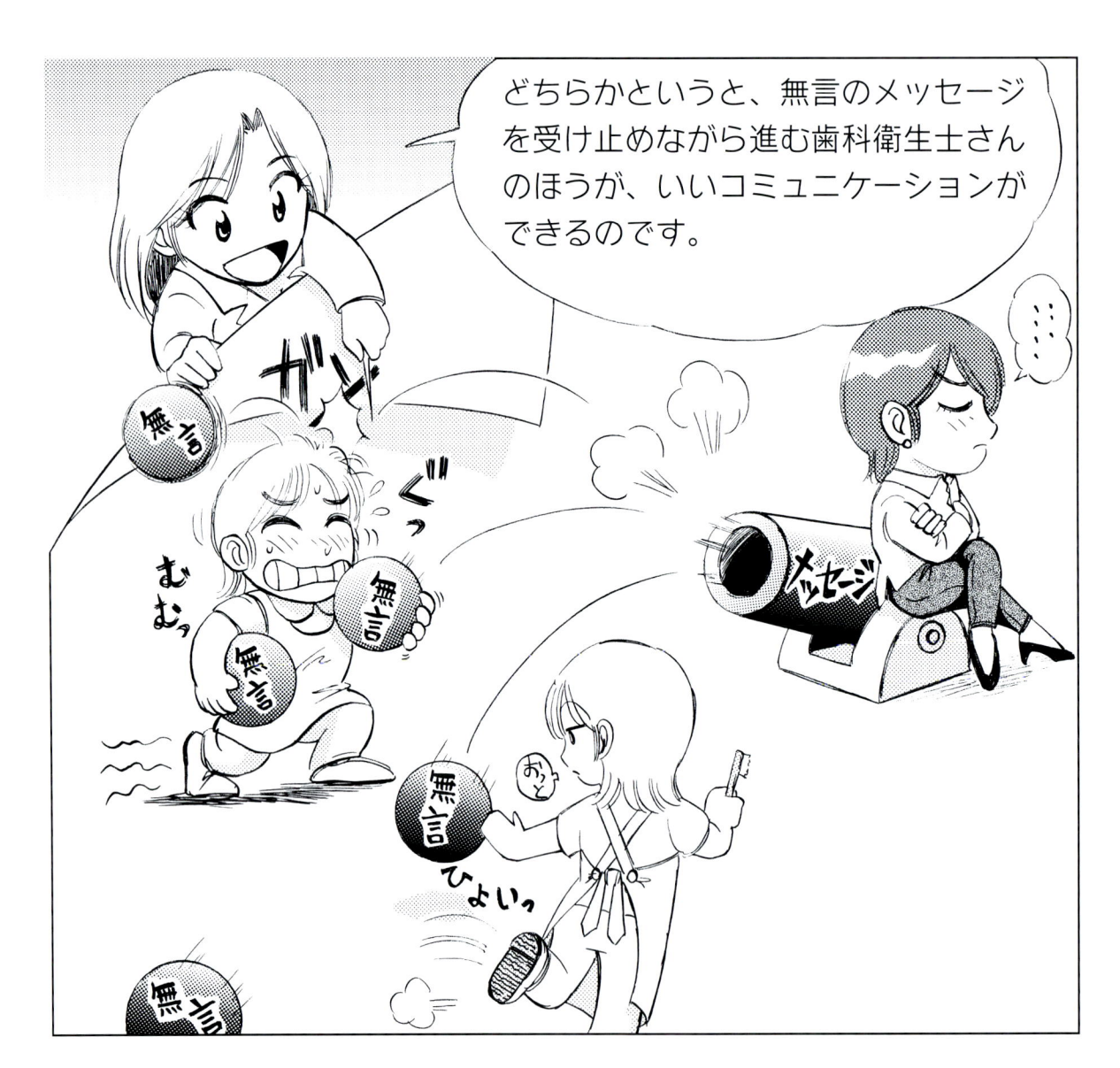

第2部　よくある患者さんとのコミュニケーション10例

キー・シチュエーション③　支援の姿勢

「Gさんのお忙しい状況を考えながら、こちらでも何かよい方法を考えていきたいと思います。」

しょう。また、状況が変わったときに歯ブラシに意識を向けて、無理なくゆっくりと一緒に進んでいきましょう」のように、患者さんの気持ちを軽くしてあげた上で、支援の姿勢を示すのもひとつの方法かと思います。

長期にわたる口腔ケアは、こうした患者さんのライフスタイルにも影響します。患者さんそれぞれの状況において、モチベーション維持を目的にしたコミュニケーションは、今後求められる重要なテーマであると考えます。

「どちらかというと、無言のメッセージを受け止めながら進む歯科衛生士さんのほうが、いいコミュニケーションができるのです。」

コミュニケーション・シミュレーション⑧
口腔内違和感を訴えるナーバスな患者さん、どうしたら安心してもらえるの？

歯科医師の診察から口腔心身症と診断された患者さん。患者さんの訴える医学的な所見は見当たらないものの、患者さんは口腔内の違和感を訴え続け、非常にナーバスになってしまっています。さて、このような患者さんへのサポートは、どうしたらよいのでしょうか？ シミュレーション⑧を見てみましょう。

シミュレーション⑧の患者・Hさん紹介
性別 女性
年齢 60歳代
職業 主婦
患者さんの通院歴 2年前から口腔内違和感を伴い、症状に変化はあるものの、いっこうに改善しないまま、抑うつ的な気分で毎日を送っている。

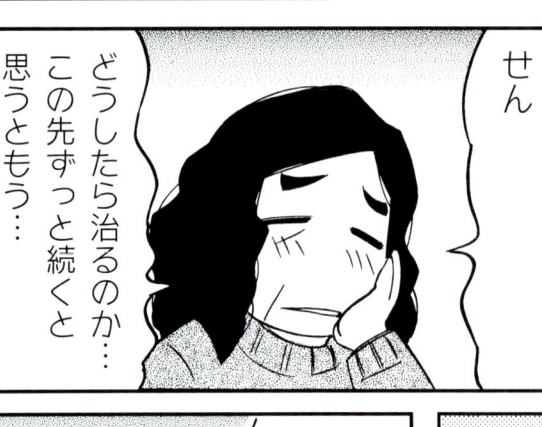

シミュレーション⑧　before

- いかがですか？Hさん
- やはりずっと違和感が続いていて…何もする気が起きません
- どうしたら治るのか…この先ずっと続くと思うともう…
- 気にしすぎるとますますつらくなってしまいます
- 悪い病気ではないのですから、もっと気楽に考えてみましょう
- 主人にも言われました私の気にし過ぎだと
- 悪い病気ではないのだから、気持ちの問題だと…
- やはりこのつらさは誰にも理解してもらえないのね…
- はぁ～っ
- いっそ何かの病気だったらよかったのに
- そ、そんなこと言わないで下さいよ 大丈夫ですって
- はぁ～ …

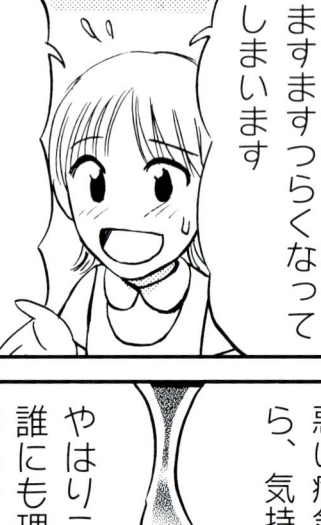

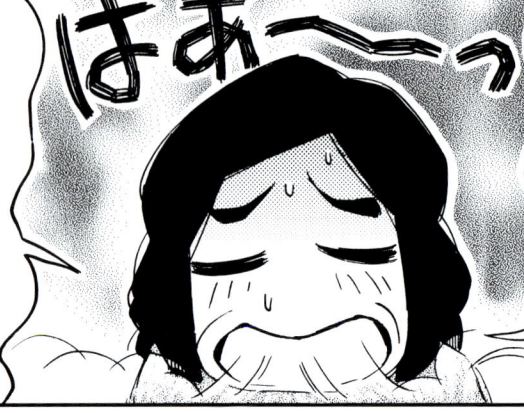

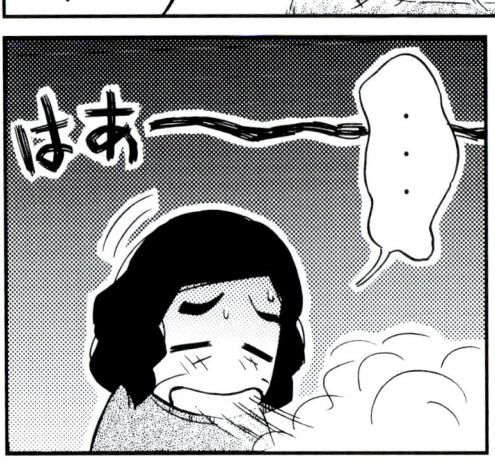

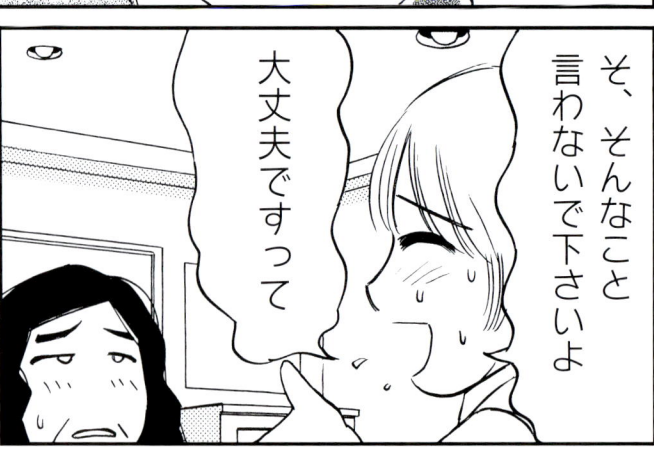

解説

では、最初にこうした患者さんの心理面から解説していくことにしましょう。

ぜひ患者さんの世界を頭の中で体験してみて下さい。口腔内の違和感が常に存在する苦痛から、何もやる気が起こらない、何をやっても楽しいと思えなくなる……症状が治るという見通しが立たないことから、さらに精神的な苦痛が増強している状態です。こうした状況は、次第に抑うつ状態を招きます。

この苦痛を理解してもらいたいと願うも、家族の「気の持ちようだ」という言葉から突き放される思いを感じ、自分の苦痛は誰も理解してもらえないといった気持ちに陥ります。つまり、患者さんは孤独を覚え、不安の中に生活しているのです。

こうした状態にある患者さんに対して、「気楽に考えましょう」といった一見すると励ましのような言葉の投げかけは、患者さんにとっては「気楽に考えられない自分が問題なのか」と認識され、医療者との距離を遠ざけます。そして患者さんは、見捨てられることへの不安を抱いていきます。

このような患者さんの多くは、症状に対しての説明を受ける前に、まず自分のつらい気持ちを十分理解してくれることを求めています。

それではafterで、患者さんの気持ちに触れ、共感していく姿勢を重視したコミュニケーションについて見てみましょう。

コラム　口腔心身症とは？

心身症とは、心理・社会的要因（日常生活の中で生じるさまざまなストレス）によって誘発する、さまざまな身体疾患（頭痛・めまい・胃痛など）を意味します。これらは、心身相関における病態であり、器質的および機能的障害が出現します。

口腔心身症とは、心身症と同様に、心理・社会的要因によって誘発された症状が口腔内に発症する疾患を示します。主に、舌痛症・顎関節症・口腔違和感などの症状をもつ患者さんの中にみられます。こうした患者さんに対しては、心身両面から総合的かつ統合的に症状をとらえ、既存の医学的治療に加え、心理療法などを導入した心身医学的なアプローチが望まれます。

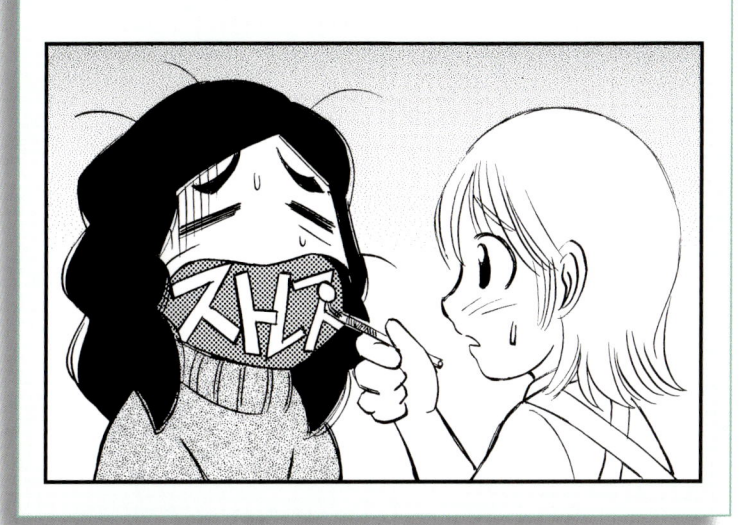

シミュレーション⑧ after

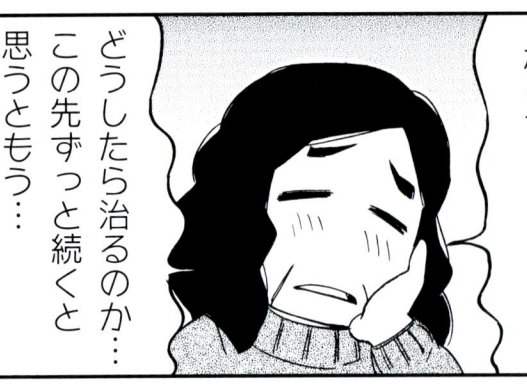

看護師：いかがですか？Hさん

Hさん：やはり違和感が続いています 何もする気が起きなくて… どうしたら治るのか…この先ずっと続くと思うともう…

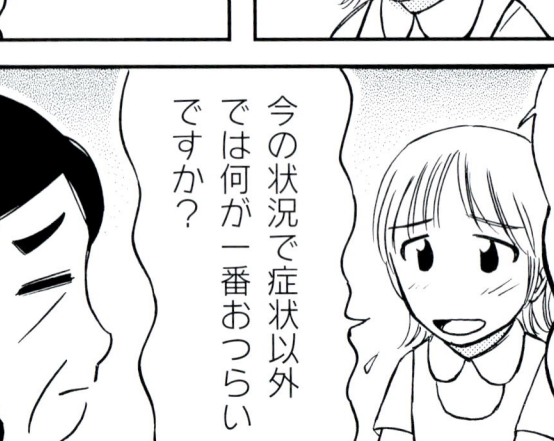

看護師：とてもおつらいごようすですね 今の状況で症状以外では何が一番おつらいですか？

Hさん：そうですね… このつらさは誰にも理解されないことかしら

Hさん：一番つらいのは「気の持ちようだ」と言われることです 特に主人は、私が具合が悪いと寝込んでしまうことにうんざりしている感じです…

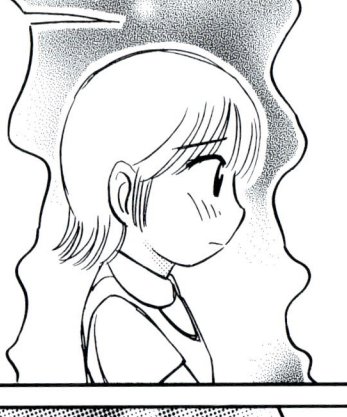

看護師：そんな時、どんな気持ちになりますか？

Hさん：悲しいですよ 私だって好きでなったわけじゃないのに!! また昔の元気な自分に戻りたいですよ!!

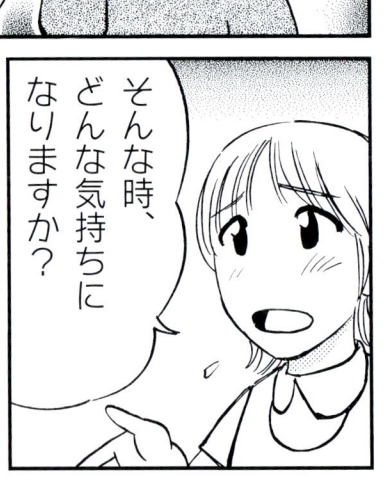

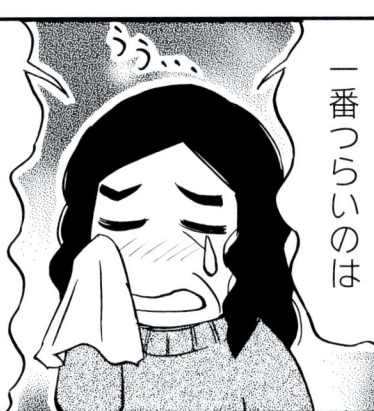

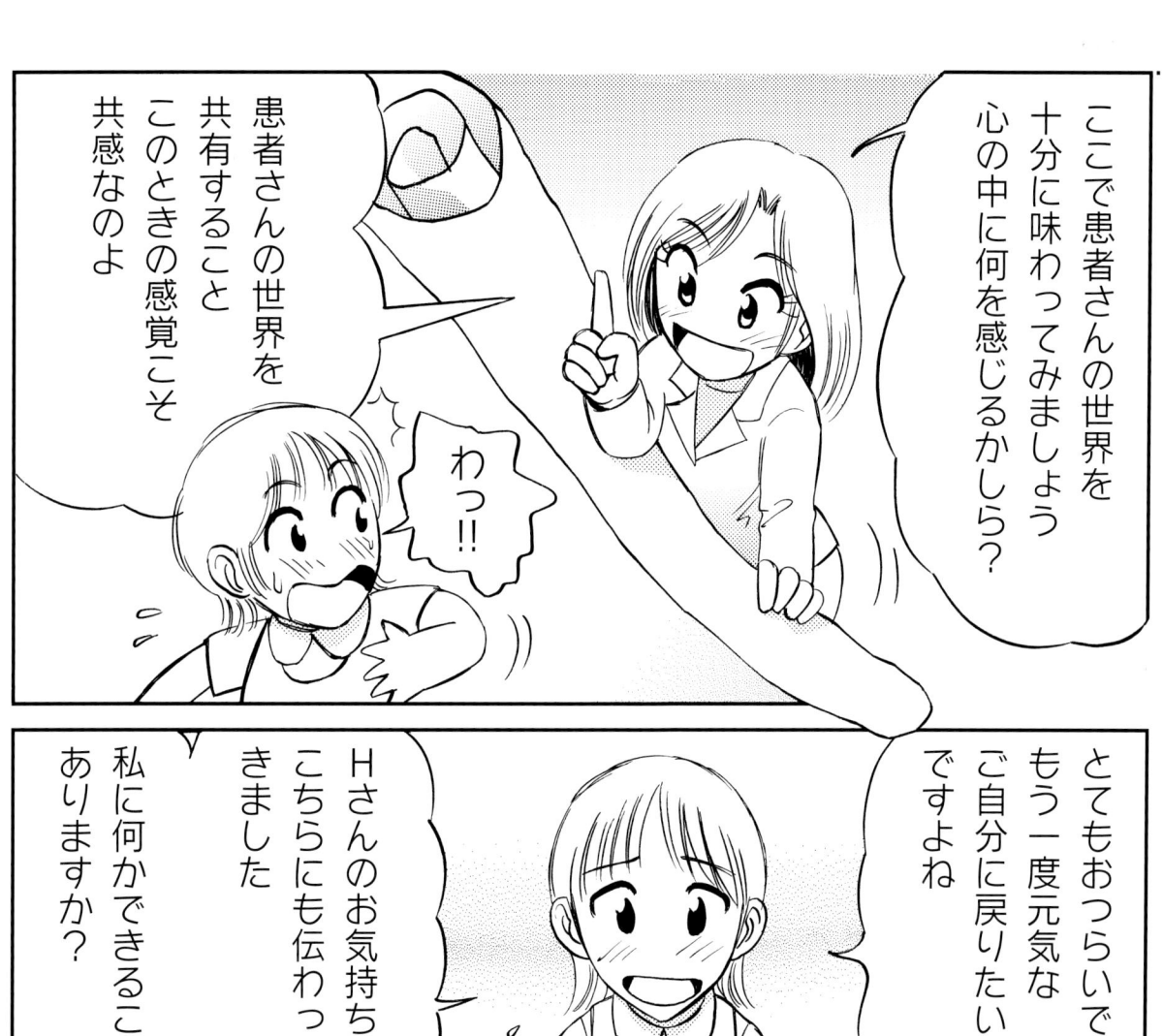

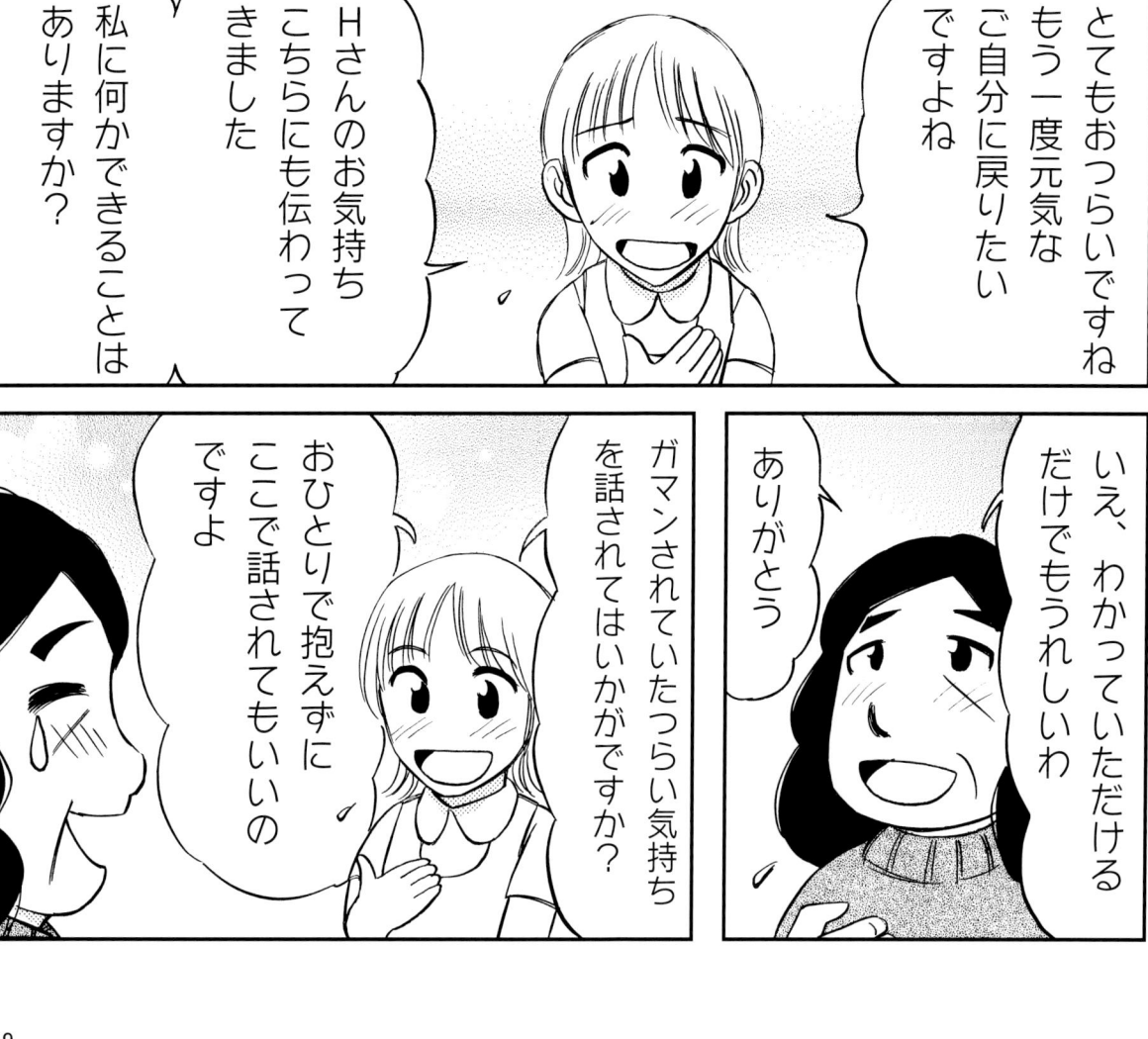

ここで患者さんの世界を十分に味わってみましょう心の中に何を感じるかしら?

患者さんの世界を共有することこのときの感覚こそ共感なのよ

わっ!!

とてもおつらいですねもう一度元気なご自分に戻りたいですよね

Hさんのお気持ちこちらにも伝わってきました私に何かできることはありますか?

ガマンされていたつらい気持ちを話されてはいかがですか?

おひとりで抱えずにここで話されてもいいのですよ

いえ、わかっていただけるだけでもうれしいわ

ありがとう

第2部　よくある患者さんとのコミュニケーション10例

解説

シミュレーション⑤では、スキルアップ⑤で学んだ共感姿勢（☞17ページ）がもっとも求められます。患者さんの世界を共有し、患者さんの思い、患者さんの気持ち、患者さんの感じる苦痛を、患者さんと同じように心の中で体験しましょう。一見簡単に見えますが、実はとても難しいことでもあります。

スキルアップ③（☞14ページ）でもお話したように、共感は表面的な言語レベルではなく、むしろ言葉ではないところから響き合うところです。思いを伝える心、響き合う心の状態を表します。

先述したように、コミュニケーションは非言語的メッセージが大きな比重を占め、それによって伝わり方が変化していきます。テレビでよく見かける「大変申し訳ありませんでした」という謝罪会見でも、その言葉が本当に響いてくる場合と、まったく謝罪の気持ちがないのではと疑いたくなる場合があることを、皆さんも経験したことがありませんか？。

なお、スキルアップ⑤（☞17ページ）で示したように、共感能力は疼痛認識までも変えていき、患者さんの精神的痛みを和らげ、心の安らぎに導くことも可能です。

歯科衛生士は、患者さんにもっとも近い距離にいる医療職ですから、こうした心の医療を目指した人格を持っていただくことを心から願ってやみません。

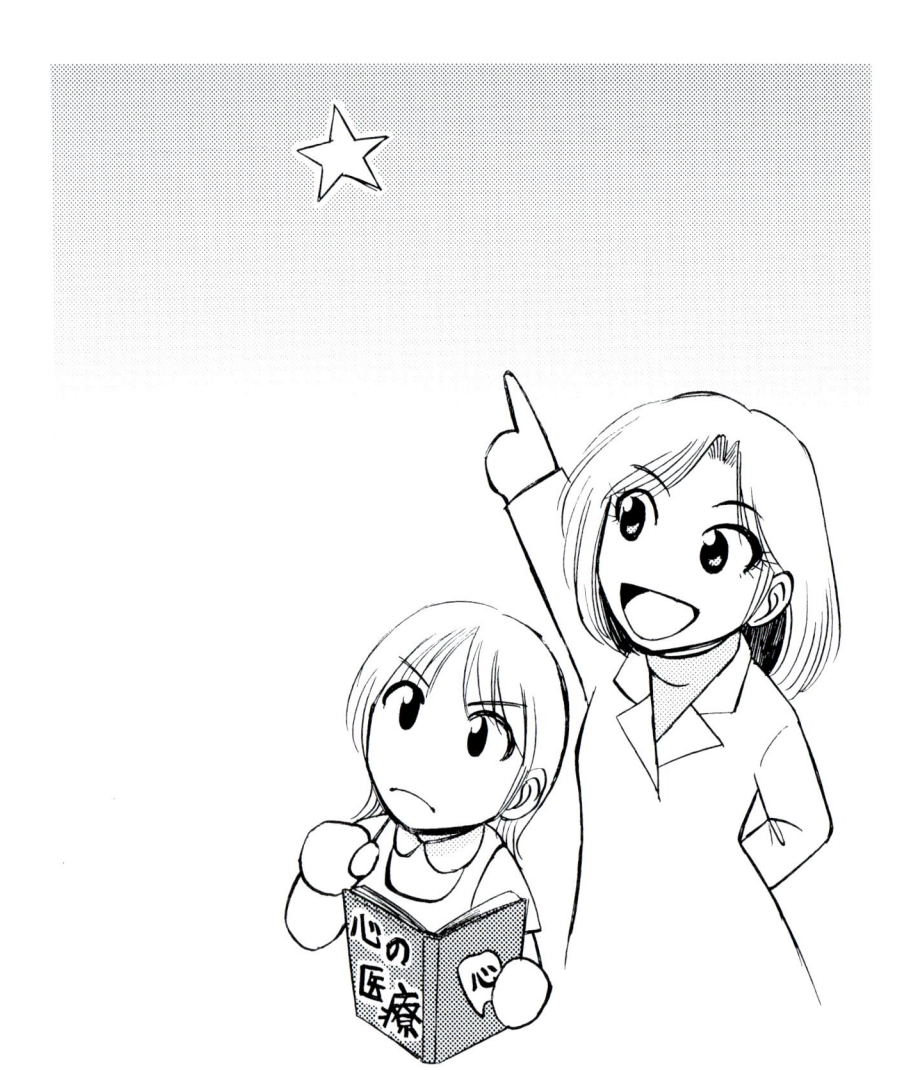

コミュニケーション・シミュレーション⑨

起こりえるリスクを想定したコミュニケーション

ここにホワイトニングを希望した患者さんがいます。あらかじめ十分に説明した上で実施したはずなのに、「そんなの聞いてないわ！」といらだち始めました。

そんなトラブルを招かないために、ここでは起こりえるリスクを想定し、効果的なコミュニケーションを取り入れながら患者さんに説明する方法について触れていきます。

さらに、次の章（⑩ハプニング！　患者さんからのクレームへの対応）では、生じてしまったクレームへの効果的なコミュニケーションについて触れていきます。

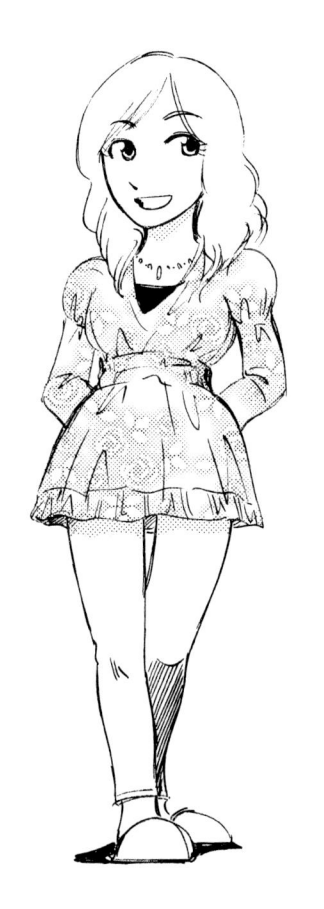

シミュレーション⑨の患者・Ｉさん紹介
性別　女性
年齢　30歳
職業　OL
人物像　通院歴３年。この歯科医院には治療や歯周病予防のために通院されている。歯科衛生士とも顔なじみで信頼関係もある。今回は、美容の一環としてホワイトニングを実施した。

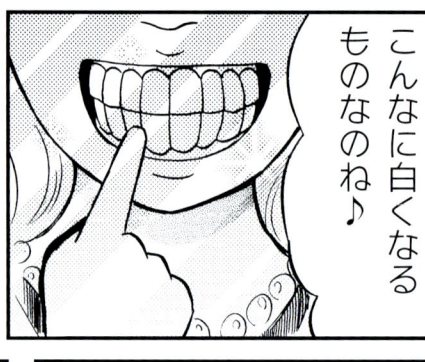

第2部　よくある患者さんとのコミュニケーション10例

シミュレーション⑨　before

[コマ1] わぁ～。うれしい！こんなに白くなるものなのね♪

[コマ2] よかったですね／では今から24時間お食事は着色のないものをお願い致しますね

[コマ3] え？無理よ！今夜お食事会があるもの

[コマ4] お渡しした注意事項にも書いてありますしお読みになりました？

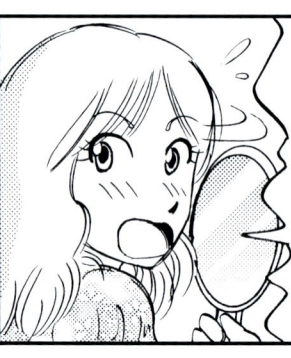

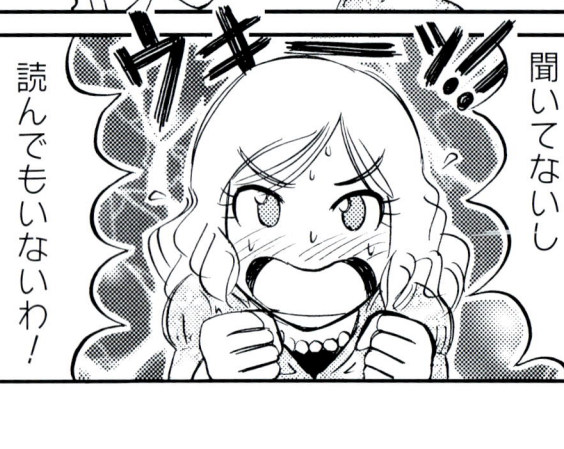

[コマ5] だいたい24時間着色ない食事なんて聞いてないわ

[コマ6] ええ？お伝えしましたが…

[コマ7] やだ！そんなこと聞いてないし読んでもいないわ！

解説

十分説明したにも関わらず、なぜこんな事態になってしまったのでしょうか。実は、人の認識・理解の仕方には違いがあります。同じ人が、同じ説明を、ある患者さんにしたとします。

ある患者さんは、その説明のポイントを把握して「理解した」と言います。またある患者さんは、その説明を一度、頭の中で自分の言葉に置き換えて、こういうことなんだなと把握し「理解した」と言います。そしてある患者さんは、説明の一部始終詳細なところまで意識が向き、すべてを把握して始めて「理解した」と言います。さらにある患者さんは、その説明を感覚的に楽観的に捉え「理解した」と言います。

このように、患者さんの言う「理解した」という状態は、それぞれ異なっているのが現実です。言い換えれば、患者さんそれぞれに把握・理解する癖があることから、それぞれの「理解した」状態が異なるわけです。

図1は、このシミュレーション⑨のようなトラブルが生じやすい患者さんの傾向を示したものです。このほかにも、説明に対

72

図1　トラブルがおきやすい患者さんはこんな人

①話を聞きながらも、視線が泳いでいる患者さん

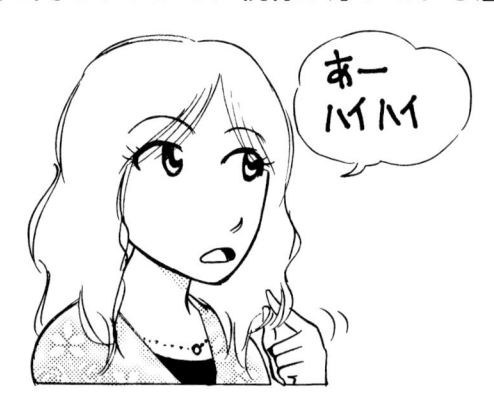

あーハイハイ

説明を聞きながら、うなずきながらも視線が他に動いていないでしょうか？　これは考えながら説明を聞いている状態です。場合によっては他のことを考えながら聞いている場合があります。
うなずき動作は無意識的な反応に過ぎず、理解しているというサインではありません。

②こちらが説明している最中にも割り込んで話始めてしまう患者さん

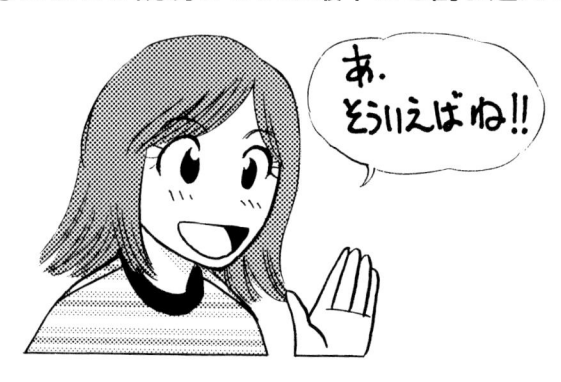

あ．そういえばね!!

結論を急いで進んでしまう癖があります。自分にとって関心のある内容に関しては、相手の話を最後まで聞く前に自分なりに頭の中で納得してしまい、決定や結論を急いでしまう傾向にあります。
こうした患者さんの多くは、内容の詳細に意識が向きません。そのためこちらが思う大切なポイントが見落とされて聞いていることがあります。

③話題が次々に展開してしまう患者さん

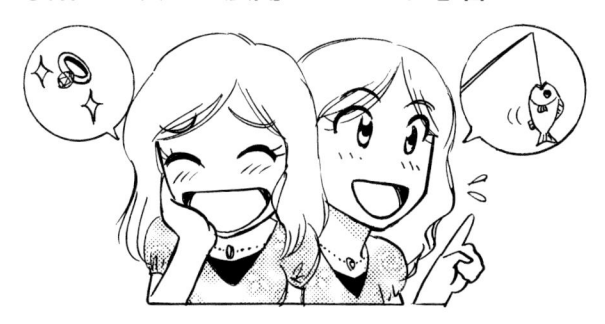

説明を聞きながらも自ら発言が多く、しかもその内容が次々と展開していき、話の筋から脱線してしまうこともあります。
こうした患者さんは、相手の内容を頭の中で感覚的にイメージを描きながら把握していくことが多く、楽観的に理解していく傾向があります。

して、ポイントを把握して理解する患者さんや、感覚的・楽観的に捉えて理解する患者さんは、こちらの説明が必ずしも正しく伝わっているとは限りません。こうした患者さんの多くは、想像力にも長けているため、イメージを膨らませながら物事を捉えたり、関心の示す部分だけが強調されて理解していく傾向にあります。そのため、説明内容の大切なポイントが見落とされてしまったりすることが少なくありません。
それでは、このような患者さんへのリスクマネジメントを行いながらホワイトニングの説明を行っている例を見てみましょう。

シミュレーション⑨ after 例1

歯科衛生士: メインテナンスの説明をいたします

歯科衛生士: ホワイトニングの白さは永久ではありません 日々の食事でどうしても着色していきます だから年2～3回のメインテナンスをお勧めしています

患者: ふ～ん

歯科衛生士: 次に注意点ですがこちらに書いてあるとおり 人によりホワイトニング後にしみたりすることも…

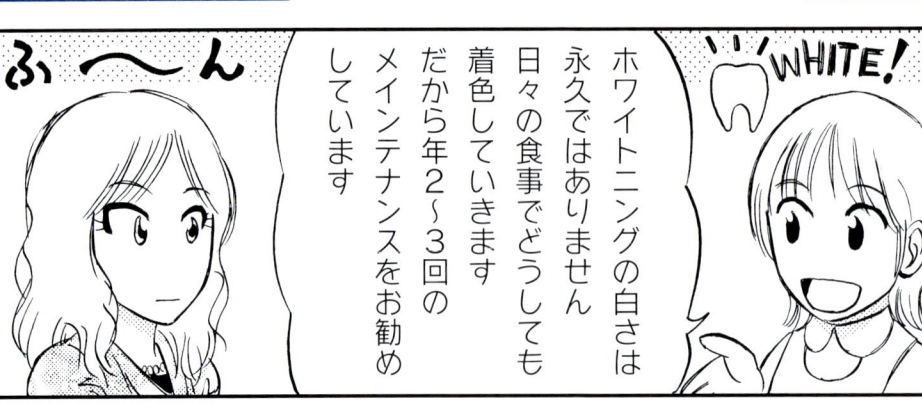

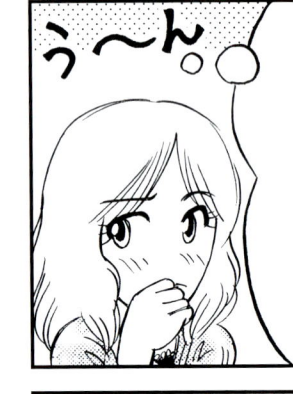

患者: う～ん。 田中さんの歯がずっと白いのはメインテナンスをしていたからね 佐藤さんはしなかったからダメだったんだ

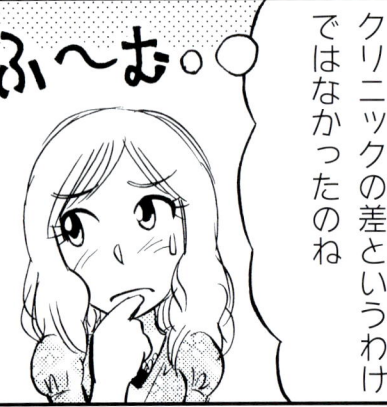

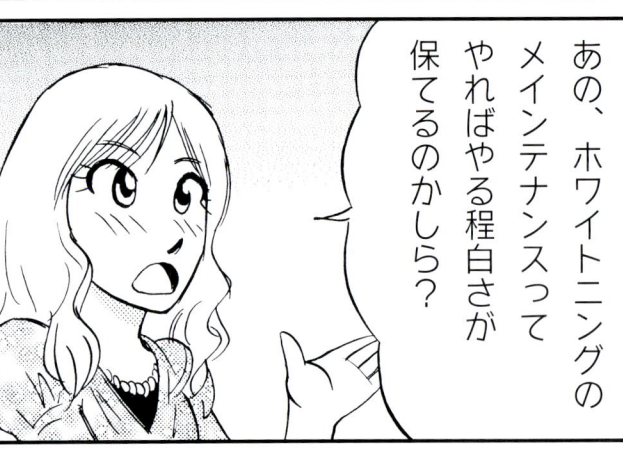

歯科衛生士: またホワイトニング後24時間は着色のない飲食物にして下さい 食べ物の種類もこちらに書いて…

患者: ふ～む。 クリニックの差というわけではなかったのね

歯科衛生士: ここは後でもう一度確認した方がよさそうね…

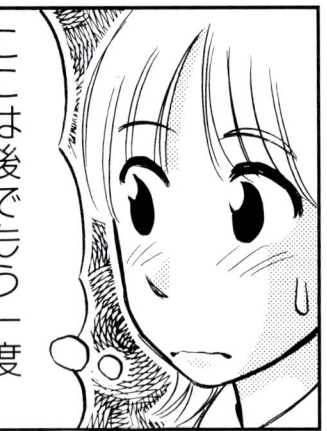

患者: あの、ホワイトニングのメインテナンスってやればやる程白さが保てるのかしら？

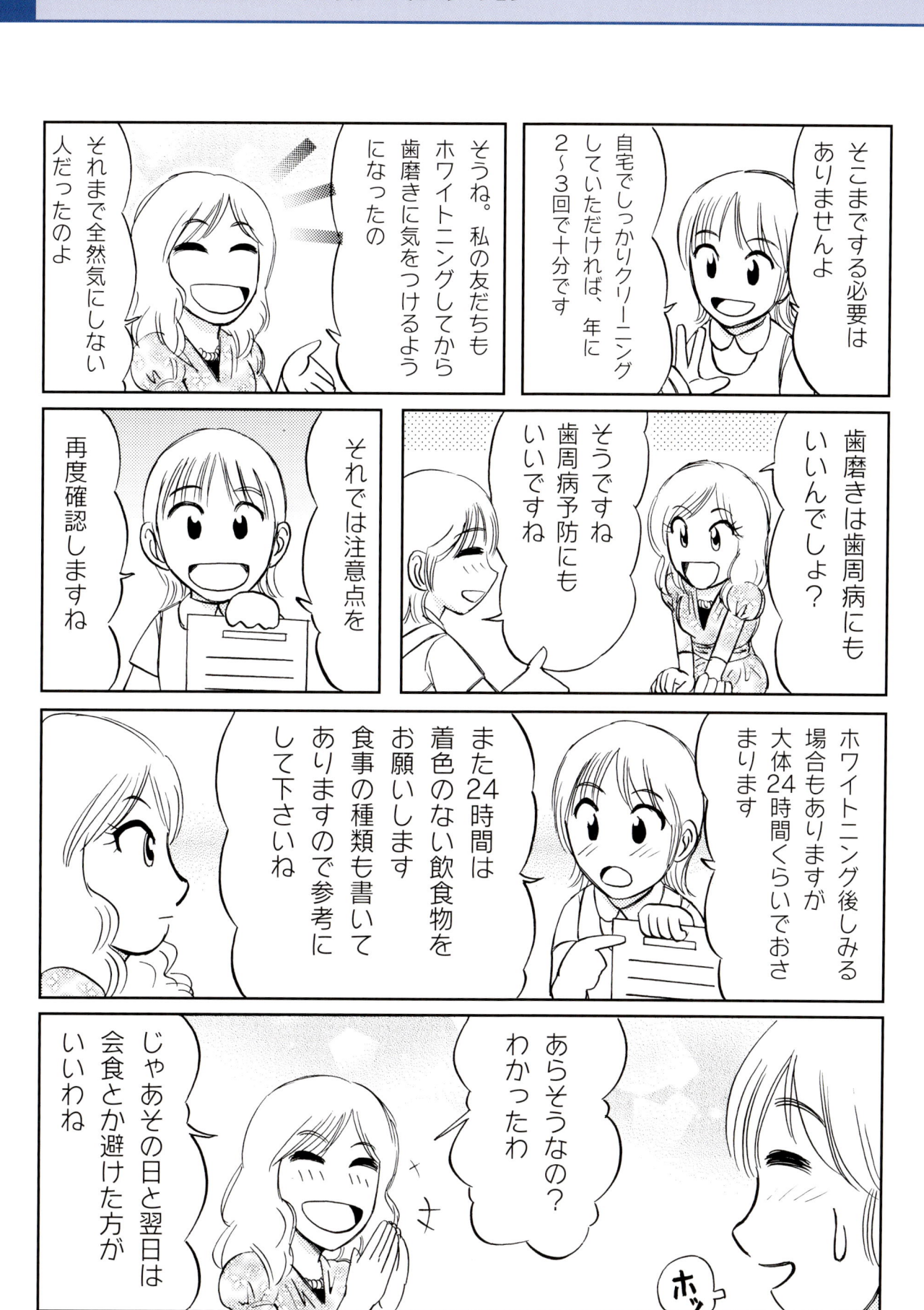

そこまでする必要はありませんよ

自宅でしっかりクリーニングしていただければ、年に2～3回で十分です

そうね。私の友だちもホワイトニングしてから歯磨きに気をつけるようになったの

それまで全然気にしない人だったのよ

歯磨きは歯周病にもいいんでしょ？

そうですね 歯周病予防にもいいですね

それでは注意点を再度確認しますね

ホワイトニング後しみる場合もありますが大体24時間くらいでおさまります

また24時間は着色のない飲食物をお願いします 食事の種類も書いてありますので参考にして下さいね

あらそうなの？わかったわ

じゃあその日と翌日は会食とか避けた方がいいわね

ホッ

解説

歯科衛生士の説明を、この患者さんは他のことを考えながら聞いています。この状態を見分けるには、患者さんの外部的な観察が大切です。実際に患者さんをよく観察すると、視線の動きがよそへ向いて、何か自分のなかで会話をしている状況が感じ取れるはずです。

このようなときは、患者さんは歯科衛生士の説明に対して〝うなずく〟動作をしているものの、実際は意識は他へ行っていることを理解しましょう。

このような時は、その部分の内容は患者さんの頭には入ってないということを念頭に入れ、最後にフィードバックすることが大切です（キー・シチュエーション①）。

話が展開したり脱線したりする行為は、患者さん自身にとっては無意識に行われていますので、こうした歯科衛生士のフィードバックによって患者さん自身が気づくことができます。このように、患者さんの話題の展開に巻き込まれず、温かい気持ちでしっかりとした姿勢で対応していくことが求められます。

キー・シチュエーション①　患者さんにしっかりと理解してもらうためのテクニック

ここは後でもう一度確認した方がよさそうね…

それでは注意点を再度確認しますね

ホワイトニング後しみる場合もありますが大体24時間くらいでおさまります

また24時間は着色のない飲食物をお願いします
食事の種類も書いてありますので参考にして下さいね

シミュレーション⑨　after 例2

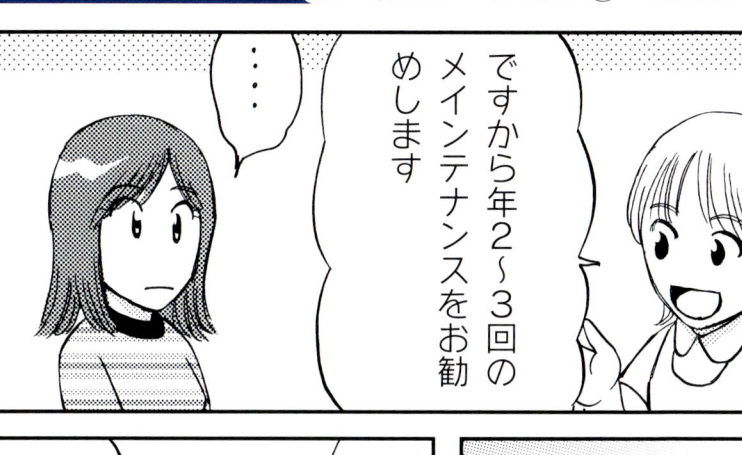

ホワイトニングの白さは永久ではありません
日々の食事などでどうしても着色していきます

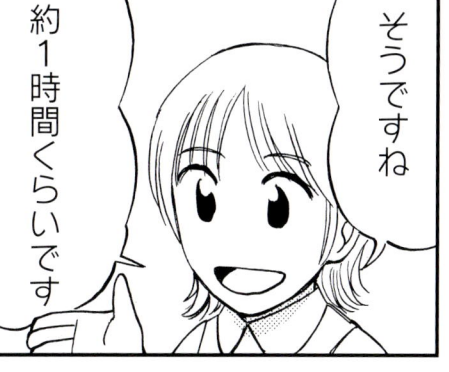

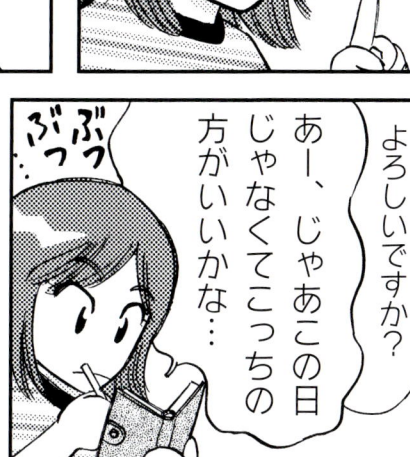

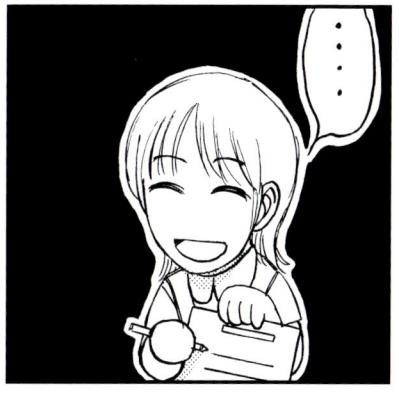

ですから年2〜3回のメインテナンスをお勧めします

…

あ、そういえばホワイトニングするのってどれくらい時間がかかるの？

そうですね
約1時間くらいです

メインテナンスについてはこちらに書かれています

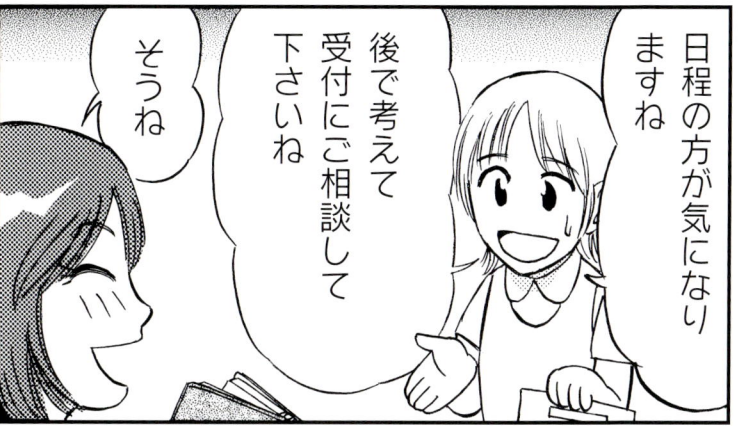

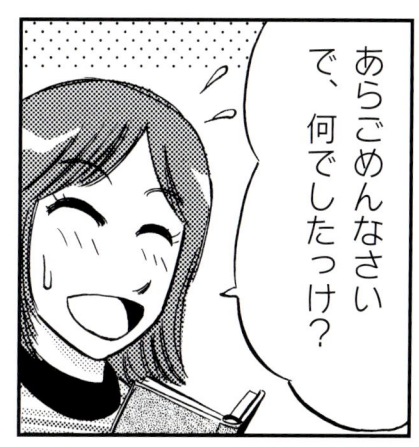

よろしいですか？

あー、じゃあこの日じゃなくてこっちの方がいいかな…

ぶつぶつ

…

あらごめんなさいで、何でしたっけ？

日程の方が気になりますね

後で考えて受付にご相談して下さいね

そうね

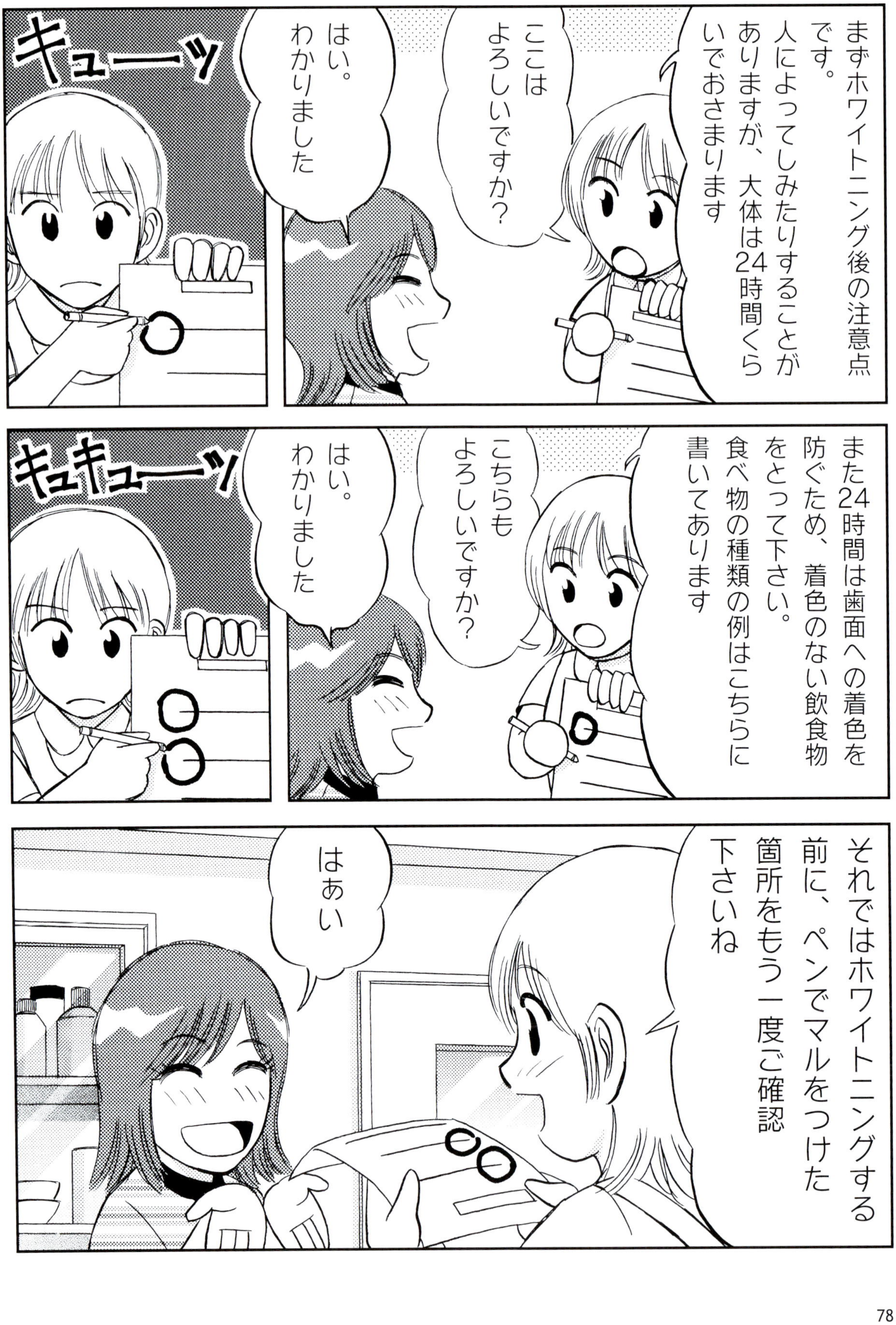
まずホワイトニング後の注意点です。人によってしみたりすることがありますが、大体は24時間くらいでおさまります
ここはよろしいですか?
はい。わかりました
キューーッ
また24時間は歯面への着色を防ぐため、着色のない飲食物をとって下さい。食べ物の種類の例はこちらに書いてあります
こちらもよろしいですか?
はい。わかりました
キュキューーッ
それではホワイトニングする前に、ペンでマルをつけた箇所をもう一度ご確認下さいね
はあい

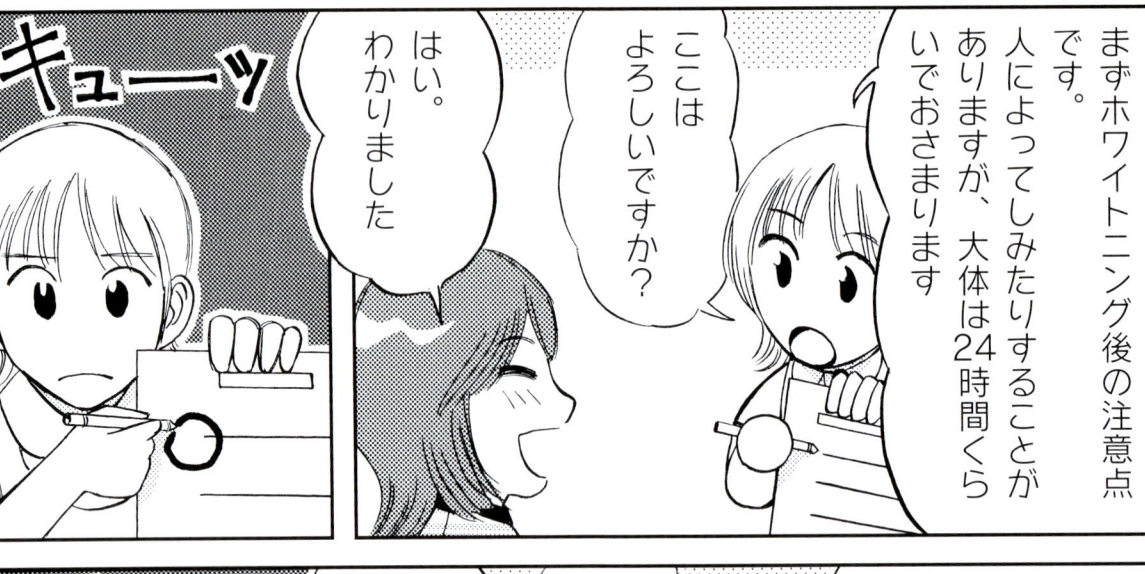

解説

患者さんによっては、こちらの説明に無表情・無言という反応を示すことがありますが、だからといってすべての患者さんが関心を示さないということではありません。無表情・無言という反応をしていても、しっかりと頭の中で整理をしながら内容を聞き入っている患者さんも多くいます。

しかし、**after**の**例2**の患者さんのように、歯科衛生士の話の途中で割り込んで、思いついたように内容と無関係のことを言い始めるということは、頭の中でさまざまな思いや想像をめぐらしていたという可能性が高くあります。

このようなときも、患者さんの視線の動きを注意深く観察していると、こちらの話を聞いていないということが感じられます。つまり、話の内容は、十分伝わっていない状態です。

起こりえるトラブルを避けるためにも、説明内容の重要であるポイントを強調し再確認することが大切です（**キー・シチュエーション①**）。

さらに術前に、患者さんが同意した赤印の箇所を再度確認していただくことで、リスクが軽減していきます（**キー・シチュエーション②**）。

キー・シチュエーション①　強調と再確認

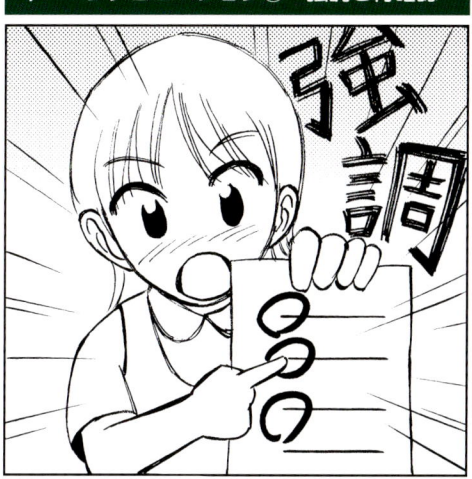

キー・シチュエーション②　術前にも再確認

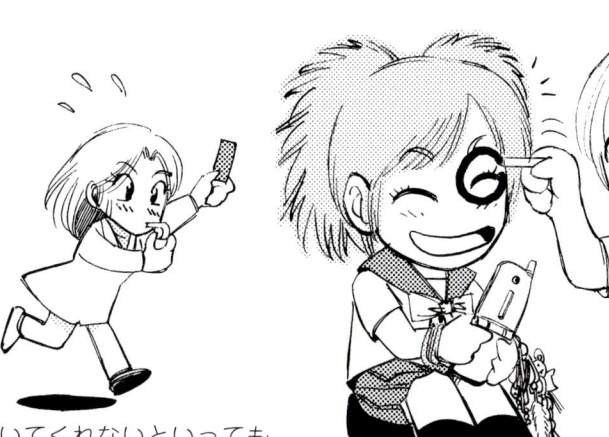

患者さんがいくら聞いてくれないといっても、患者さんの顔に丸をつけるのはやめましょう

コミュニケーション・シミュレーション⑩

ハプニング！
患者さんからのクレームへの対応！

　起こってしまったクレームは仕方ありません。しかし、クレームも扱い方によってはチャンスにも変わります。
　では、**シミュレーション⑨**「起こりえるリスクを想定したコミュニケーション」の患者・Ｉさんからのクレームへの対応について触れていくことにしましょう。

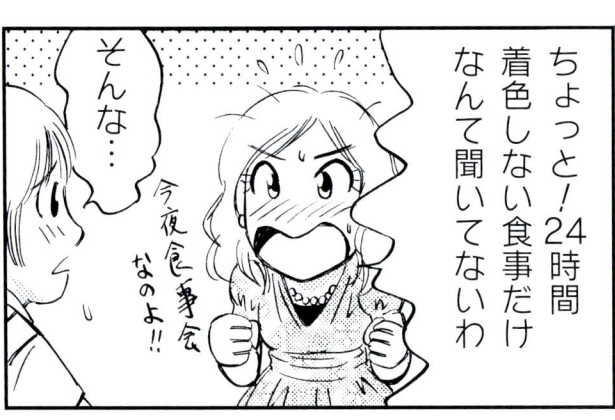

シミュレーション⑩

ちょっと！24時間着色しない食事だけなんて聞いてないわ
今夜食事会なのよ!!
そんな…

ちゃんとお伝えしましたしお渡しした注意事項にも書いてありますよ

そんなこと聞いてないし読んでもないわーっ！
ウキーッ

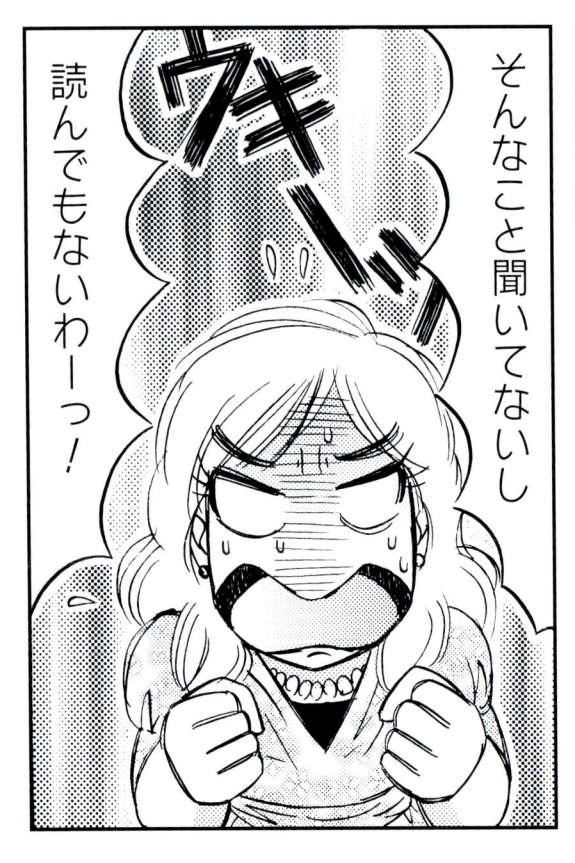

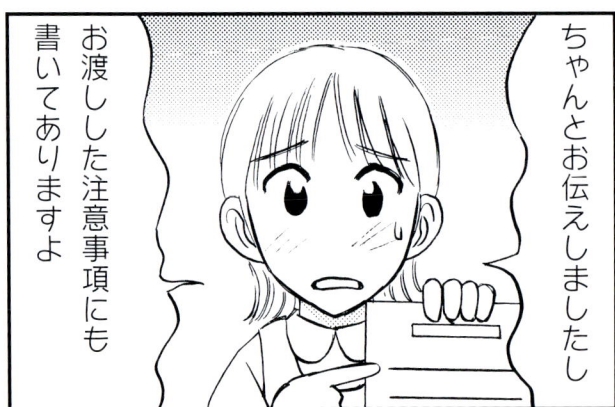

マンガで学べる　パワーアップ！　デンタル・コミュニケーション

説明させていただいたと思ったのですが…
うまくお伝えできなかったようです

お食事会ではお料理を選ばなくてはなりませんね…他に何かお困りになる事はありませんか？何かよい方法を考えないと

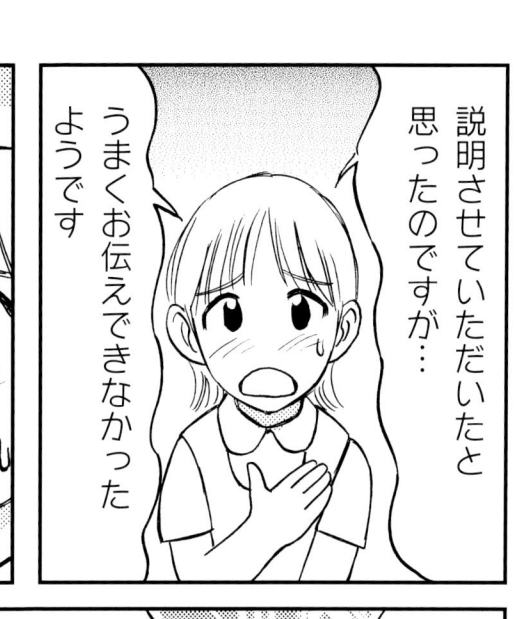

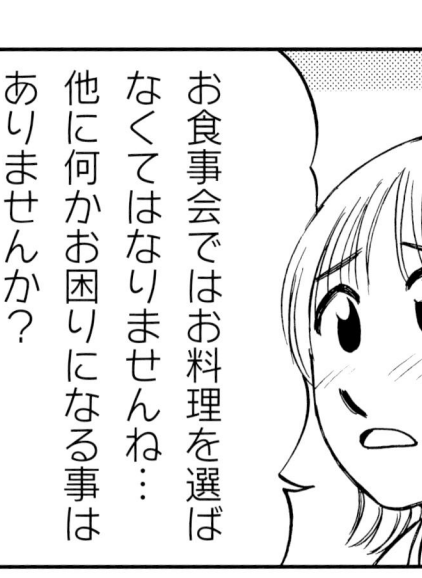

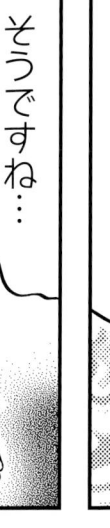

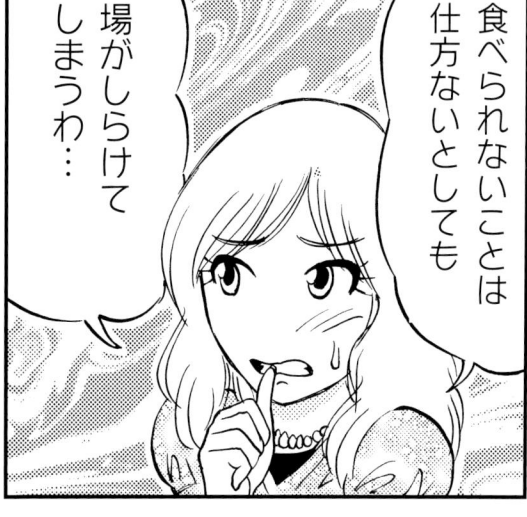

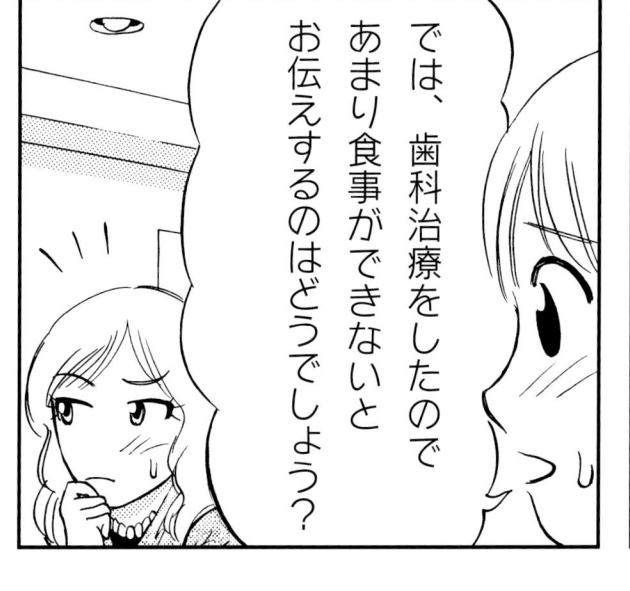

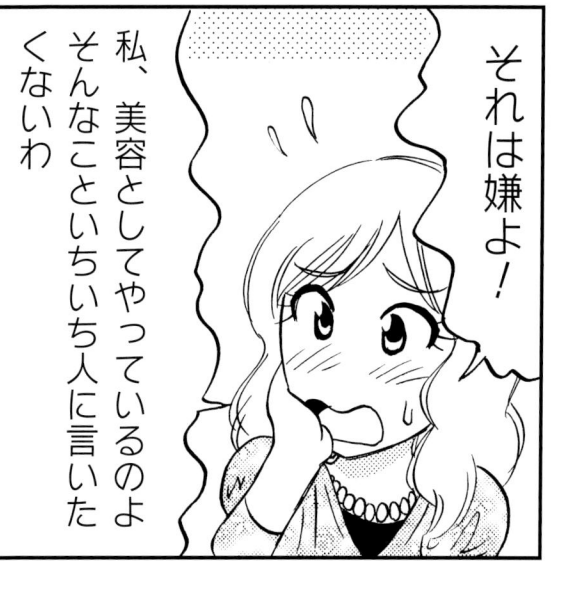

食べられないことは仕方ないとしても
場がしらけてしまうわ…

そうですね…
本日ホワイトニングをしたことを周りの方に納得していただいてはどうですか？

それは嫌よ！
私、美容としてやっているのよ そんなこといちいち人に言いたくないわ

では、歯科治療をしたのであまり食事ができないとお伝えするのはどうでしょう？

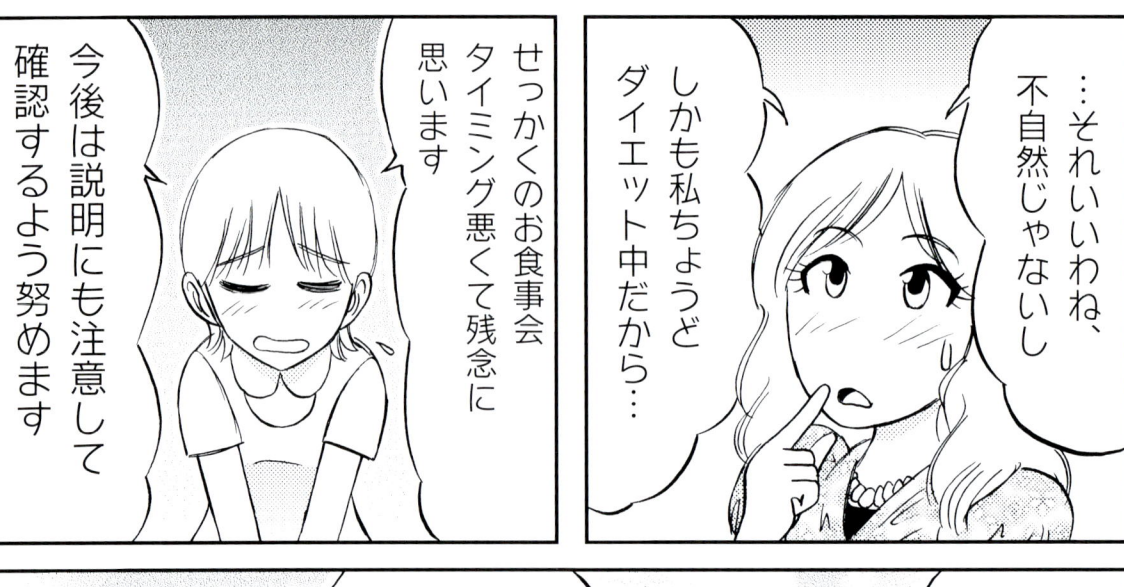

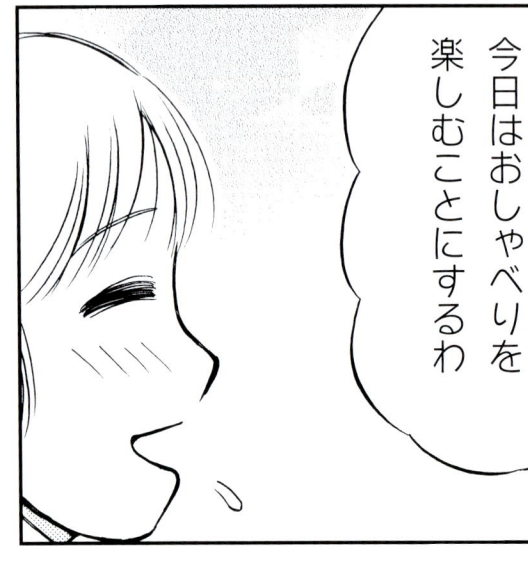

解説

生じてしまったハプニング、いまさら過去に戻ることはできません。大切なことは、そのような状況のなかで、どのように判断し問題解決をしていくかということです。そこに患者さんの立場にたったコミュニケーション能力が求められます。ここではまず、スキルアップ⑧（☞23ページ）で学んだ、患者さんにとって「もっとも困ること」「もっとも恐れること」について焦点を当てることが問題解決の糸口となります。

まず最初に、患者さんの抱くいらだちの理由を理解する必要があります。スキルアップ⑥の正当化（☞20ページ）の技法によって理解する姿勢を示します（キー・シチュエーション①）。

患者さんとのコミュニケーションを通して、この患者さんにとってもっとも重要なポイントは「ホワイトニングは、美容としてやっているので、周囲にいちいち話したくはない」ということがわかりました（患者さんにとって「もっとも困ること」です）。ここでは、こうした患者さんの要望を大切に扱う必要があります。情報から、

―― 吹き出しテキスト ――

…それいいわね、不自然じゃないし

しかも私ちょうどダイエット中だから…

せっかくのお食事会タイミング悪くて残念に思います

今後は説明にも注意して確認するよう努めます

食べられないのは残念だけど、周りの人は理解するわね

仕方ないけど今日はおしゃべりを楽しむことにするわ

キー・シチュエーション① 正当化にて理解の姿勢を

今夜、お食事会のご予定が入っていらしたのですね。それは大変です。何かよい方法を考えなくてはなりませんね。

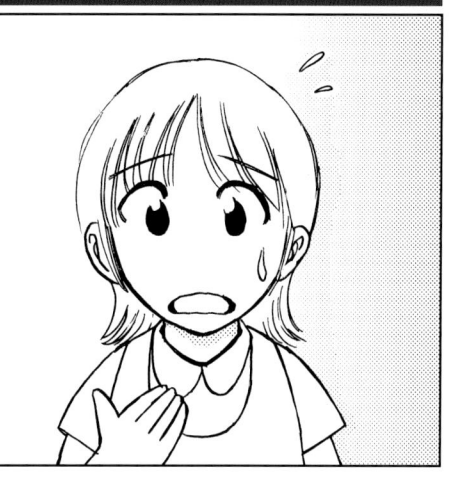

キー・シチュエーション② 患者さんのもっとも困ることに対する解決策の提示

それでは、本日、歯科治療をしたため、あまり召し上がることはできないということをお伝えしてみてはいかがでしょうか？　Ｉさんのお気持ちも大切ですし、せっかくの楽しいお食事会の場を乱してもいけませんものね。とても理解できます。

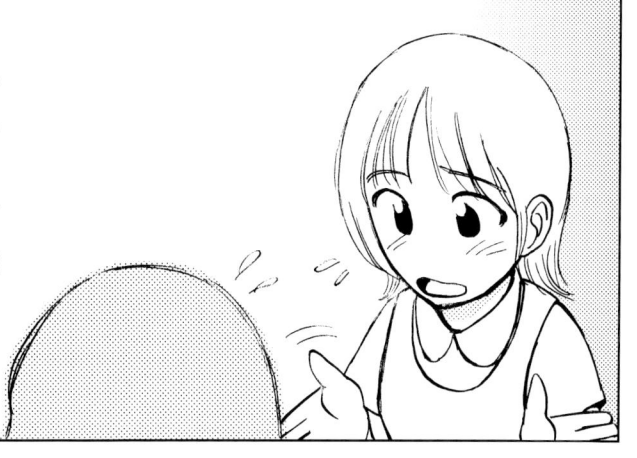

この患者さんの場合、食欲よりもむしろ美容に対する欲を満たしたいということが窺われます。そこでそれに焦点を当てた解決策への提案をしました（**キー・シチュエーション②**）。患者さんはすべてを納得したわけではないにしても、自らの優先する要求をある程度満たすことで、気持ちの緩和は期待できます。

なお、生じてしまったハプニングから学ぶものはたくさんあります。今後、同じようなことが生じないためにも、どうしたらよいのかということが学べるチャンスが存在しているのです。そんなチャンスをくれた患者さんに対しても、感謝の気持ちで接するといいですね。この**シミュレーション⑩**でも正当化により、患者さんに対しての労いを示しています（**キー・シチュエーション③**）。

第2部　よくある患者さんとのコミュニケーション10例

キー・シチュエーション③　正当化を通じて、労いの言葉を

せっかくのお食事会、とてもタイミングが悪く残念に思っています。今後は、ご説明させていただきました内容についても注意して確認をとるよう努めてまいりたいと思います。

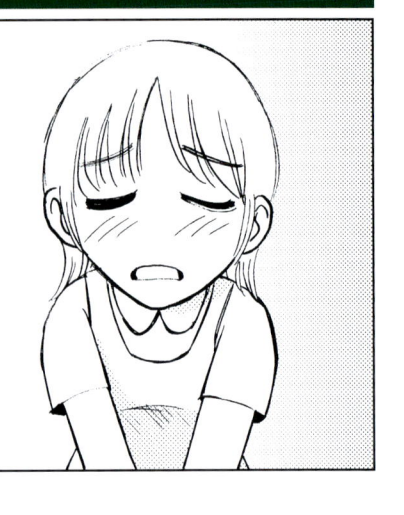

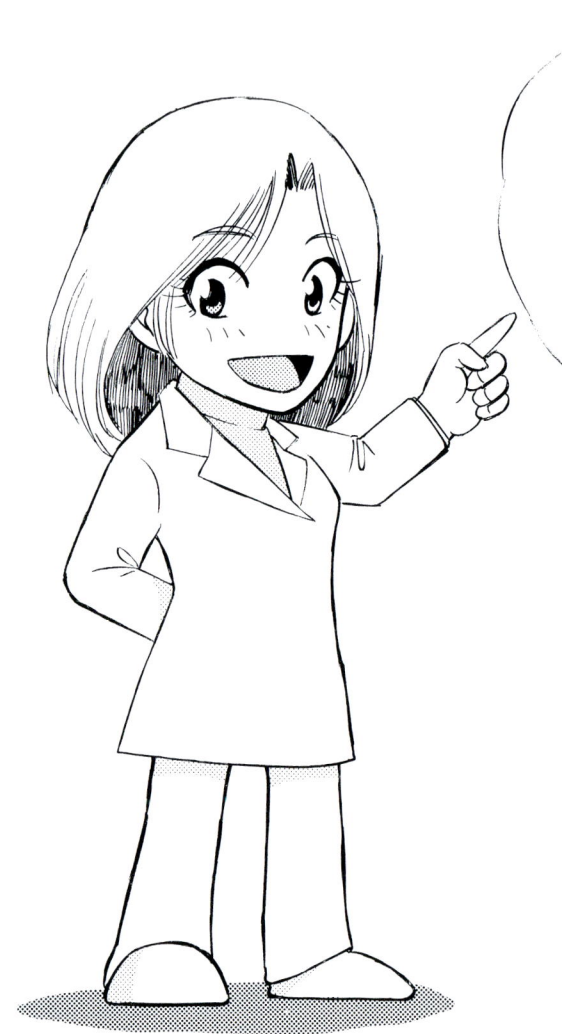

10のコミュニケーション例を用いて、コミュニケーションテクニックを学んできました。どれも日常臨床で今すぐ応用できるテクニックです。ぜひ活用してみましょうね！

人は全能ではありません。失敗から学ぶことはその人自身を成長させていくことでもあります。まずは、生じてしまった事実にしっかりと目を向けましょう。そこから、どのように判断し、問題解決に向かって行動していくかということがプロフェッショナルとしての姿勢であると考えます。仕事をしていく上で、ピンチはチャンスに変わることを信じて、多いにチャレンジしてみて下さい。

おわりに

『マンガで学べる パワーアップ！デンタル・コミュニケーション』、楽しんで学んで頂けたでしょうか？

実は、ここに至るまでさまざまなエピソードがありました。そもそも、私自身がまんがに本にはまったく縁がなかったのです。……といいますか、正直、まんがも本は苦手だったのでした。どうもマンガを読んでいるとコマの順番がズレていたり（いえいえ、頭の中がズレているのです！）、コマの順番が気になったり（普通はわかるものです！）、絵を見るものか文字を読むのかということでイライラしてしまったり（マンガは同時に見るから楽しいのです！）、少しもおもしろくないと感じた経験から、あえてまんがも本は手にしなくなってしまったのです。こんな私に、クインテッセンス出版の木村明氏からの新たなチャレンジ（試練とも言う!?）。しかし、私の試練と思いきや、どうやら木村氏の試練になってしまったのでした。木村氏は、発想の鈍い私に、無駄な抵抗だとわかりつつ、イメージ資料を活用し、何度も何度もアレコレと手取り足取り努力を惜しまず説明して下さったのです。それなのに、それを元にイラストレーター勝西則行氏とのすり合わせ（きっと並大抵の苦労ではないと思います。何度も何度も三者の間でやりとりがなされました。想いをイラストで表現してもらう（楽しく、わかりやすく、

そして伝わるように）……幾度にもわたっての修正の繰り返し。こうしてつくり上げていく過程のなかで、不思議なことに、こちらの想いとイラストの表現・表情、文章の構成の3つの波長がシンクロされていくのを感じたのです。私の伝えたいメッセージが、木村氏の文章構成と勝西氏のイラスト表現によって活かされていくのです。まさに、響き合った合作、そんな感覚を覚えました。「想いは伝わり合う」私は本書の作成を通しても体験することができました。これが人と人とのコミュニケーションなのだと思います。コミュニケーション、それは響き合い、変化していく。そして、新たな発見と可能性を産み出してくれるものだと思います。

本書を最後まで読んで下さいました皆様へ、心からお礼申し上げます。ぜひ、皆様にお会いできますことを楽しみにしております。そして、この素晴らしい機会を与えてくださり、最後まで諦めず支えて下さったクインテッセンス出版の木村明氏とイラストレーターの勝西則行氏に、この場をお借りして心からお礼申し上げます。

水木さとみ

official web site

http://www.mizuki-satomi.jp/

著者紹介

●水木　さとみ　みずきさとみ
医学博士・心理セラピスト・歯科衛生士

法政大学社会学部卒業後、日本歯科大学附属歯科専門学校歯科衛生士科卒業。各種心理療法を習得し、横浜市立大学医学部口腔外科学講座の研究生として精神医学・心身医学を学ぶ。同大学病院にて心理カウンセリングを実践。医学博士の学位を取得。東京医科歯科大学大学院医歯学総合研究科頭頸部心身医学分野臨床講師を経て、（株）エム・エイチ・アイ代表取締役、（医社）信和会ミズキデンタルオフィス理事。横浜歯科医療専門学校心理学講座講師、多摩大学大学院（MBA課程）客員教授。心理学・行動科学にもとづくコミュニケーションや心身医学にもとづくストレスマネジメントに関する研修・講演を多数こなす。

㈱エム・エイチ・アイ
TEL：045-410-4817
FAX：045-534-4060
http://www.mizuki-satomi.jp/
e-mail：smizuki@mhi-inc.jp

QUINTESSENCE PUBLISHING
日本

歯科衛生士臨床のための Quint Study Club
知っておきたい知識編②
マンガで学べる
パワーアップ！　デンタル・コミュニケーション

2008年8月10日　第1版第1刷発行
2025年2月20日　第1版第3刷発行

著　　者　水木さとみ

マ ン ガ　勝西則行

発 行 人　北峯康充

発 行 所　クインテッセンス出版株式会社
　　　　　東京都文京区本郷3丁目2番6号　〒113-0033
　　　　　クイントハウスビル　電話(03)5842-2270(代表)
　　　　　　　　　　　　　　　　　(03)5842-2272(営業部)
　　　　　　　　　　　　　　　　　(03)5842-2279(編集部)
　　　　　web page address　https://www.quint-j.co.jp

印刷・製本　サン美術印刷株式会社

Printed in Japan　　　　　　　　　　　　　禁無断転載・複写
ISBN978-4-7812-0027-9　C3047　　落丁本・乱丁本はお取り替えします
　　　　　　　　　　　　　　　　　定価は表紙に表示してあります

クインテッセンス出版の書籍・雑誌は、
弊社Webサイトにてご購入いただけます。

PC・スマートフォンからのアクセスは…
歯学書　検索
弊社Webサイトはこちら

歯科医院経営実践マニュアル vol.16

歯科衛生士であり、心理学者である著者が、
患者さんの言動から患者さんの本音をつかむ
コミュニケーション術・インタビュー術を教える！

心理セラピストが贈る 魔法のコミュニケーション

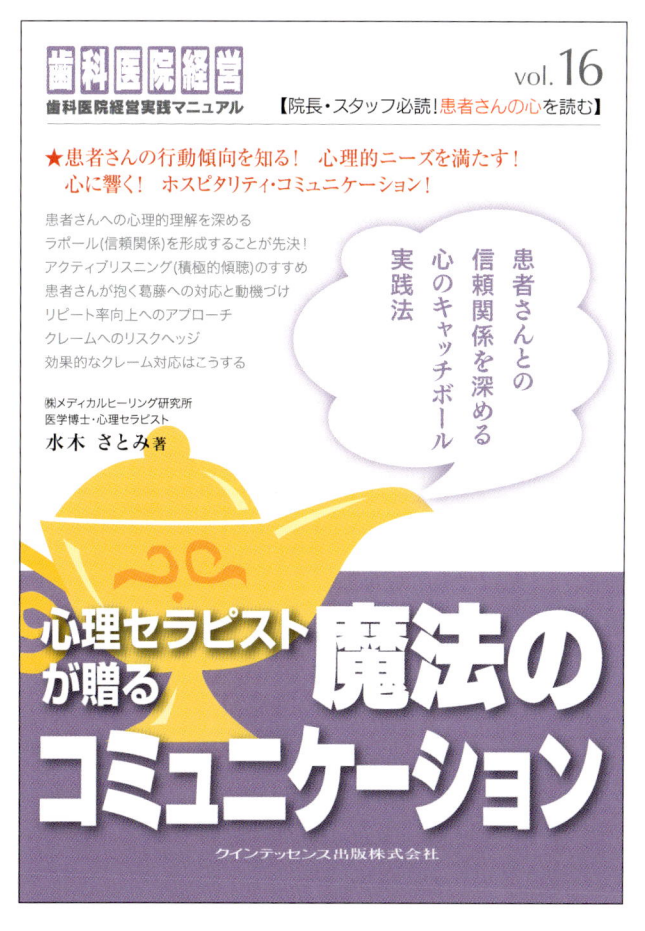

心理学・行動科学をベースに実例で教えるコミュニケーション技術！
心理セラピストとして心理カウンセリング・コミュニケーション研修を実践してきた著者が、患者さんの心理的ニーズを理解し、サポートする初診時インタビューの心得、ラポール（信頼関係）を形成する技術、アクティブリスニング（積極的傾聴）のすすめ、患者さんの葛藤（迷い）に対応し、サポートし、自己決定に導くプロセス、患者さんの言動から読み取る行動傾向とその対応法、リピート率を向上させるためのアプローチ、今後増えると予測されるクレームに、心理分析を通して効果的に対応する実践技法などを実例と図解で解説。

歯科衛生士・受付スタッフ必読！　患者さん掌握術をマスターできる！

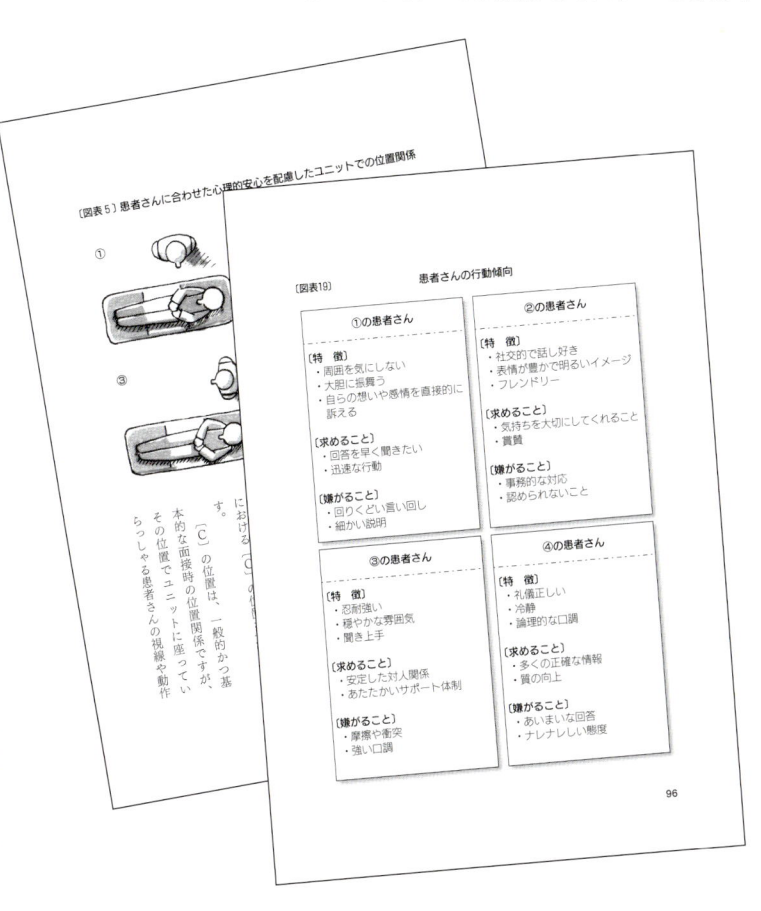

水木 さとみ
㈱エム・エイチ・アイ
医学博士・心理セラピスト・歯科衛生士

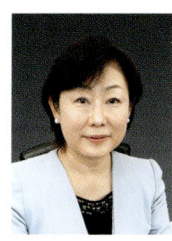

法政大学社会学部卒業後、日本歯科大学附属歯科専門学校歯科衛生士科卒業。各種心理療法を習得し、横浜市立大学医学部口腔外科学講座の研究生として精神医学・心身医学を学ぶ。同大学病院にて心理カウンセリングを実践。医学博士の学位を取得。（株）エム・エイチ・アイ代表取締役、（医社）信和会ミズキデンタルオフィス理事。横浜歯科医療専門学校心理学講座講師、多摩大学大学院（MBA課程）客員教授。

QUINTESSENCE PUBLISHING 日本
●サイズ：A5判　●168ページ　●定価2,200円（本体2,000円+税10%）

クインテッセンス出版株式会社
〒113-0033　東京都文京区本郷3丁目2番6号　クイントハウスビル
TEL. 03-5842-2272（営業）　FAX. 03-5800-7592　https://www.quint-j.co.jp　e-mail mb@quint-j.co.jp

疾患別 歯科医療面接

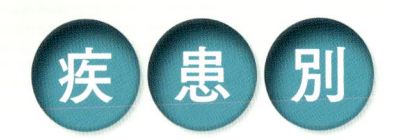

よくわかる！

パッと見て服用薬剤が確認できる！
サンプル症例で問診のコツがわかる！

◆歯科治療によって全身状態が悪化⁉ →的確な医療面接とは⁈
◆安全・安心な歯科診療のための、偶発症や緊急時への備えとは⁈

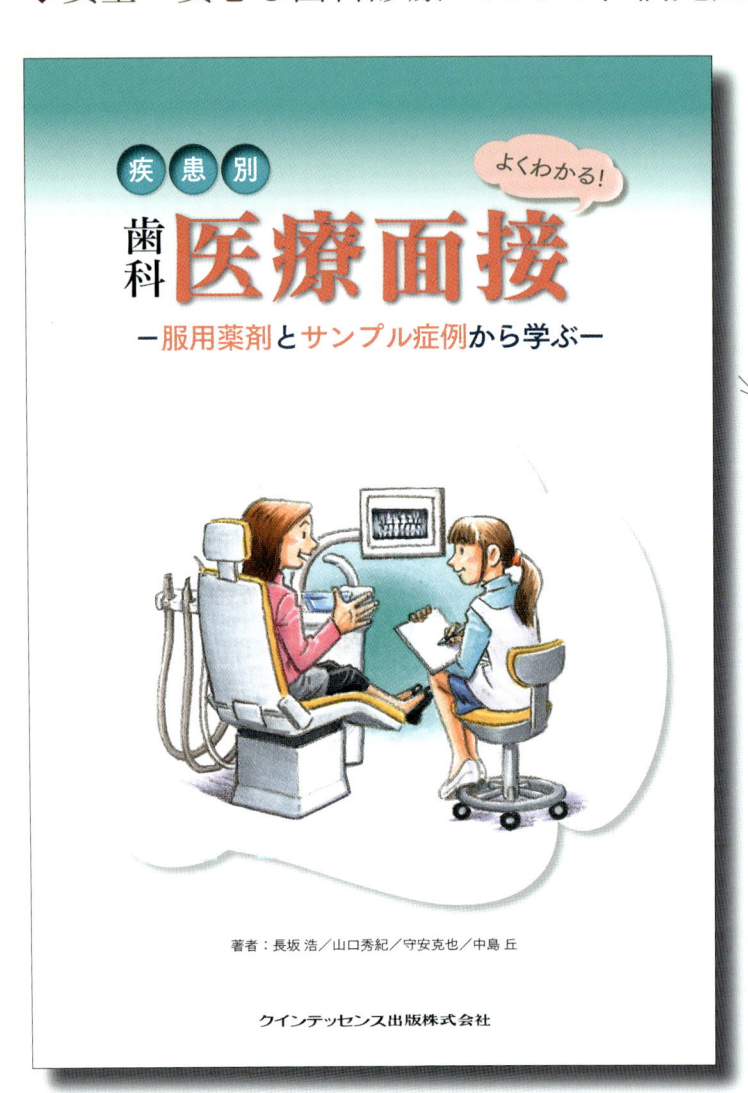

著者

長坂　浩
埼玉医科大学医学部臨床医学部門麻酔科主任教授

山口秀紀
日本大学松戸歯学部歯科麻酔学講座准教授

守安克也
鶴見大学歯学部小児歯科学講座講師

中島　丘
みほ歯科医院院長
埼玉医科大学医学部臨床医学部門麻酔科客員教授

Contents

1	循環器系疾患
2	脳血管疾患
3	呼吸器系疾患
4	神経疾患
5	代謝性疾患
6	消化器系疾患
7	血液・造血器疾患
8	腎疾患
9	内分泌系疾患
10	アレルギー疾患
11	精神疾患
12	自己免疫疾患
13	妊婦患者さんへの医療面接
14	老年症候群

●サイズ:A4判　●172ページ　●定価9,350円（本体8,500円+税10%）

QUINTESSENCE PUBLISHING 日本

クインテッセンス出版株式会社
〒113-0033　東京都文京区本郷3丁目2番6号　ウィントハウスビル
TEL 03-5842-2272（営業）　FAX 03-5800-7592　https://www.quint-j.co.jp　e-mail mb@quint-j.co.jp